W0255692

Die

Genese der Entzündungen.

ISBN 978-3-662-42264-9

ISBN 978-3-662-42533-6 (eBook)

DOI 10.1007/978-3-662-42533-6

Die
Genese der Entzündungen.

Von

Prof. Dr. **Aufrecht,**
Geheimer Sanitätsrat.
Magdeburg.

Springer-Verlag Berlin Heidelberg GmbH 1919
NW. Unter den Linden 68.

Alle Rechte vorbehalten.

Inhaltsverzeichnis.

Die parenchymatöse Entzündung.

Die exsudative Entzündung.

Aetiologie der parenchymatösen Entzündung.

Aetiologie der exsudativen Entzündung.

Schlußergebnis.

Literaturverzeichnis S. 65.

Die parenchymatöse Entzündung.

Als Einführung in die neueste Epoche der Entzündungslehre darf Virchow's Untersuchung über die parenchymatöse Entzündung angesehen werden. Er erklärte (68): „Nicht die Hyperämie und nicht das Exsudat, weder Röte noch Geschwulst noch Schmerz stelle ich in den Vordergrund, obwohl ich ihre Bedeutung anerkenne, sondern die Degeneration, welche als vermehrte Verbrennung und Zersetzung mit Temperatursteigerung in geradem Verhältnis zu der Störung der Funktion des Teiles sich ausbildet. Ich vindiziere also vor allem der Entzündung den degenerativen Charakter und obgleich ich sie als eine Steigerung nutritiver Akte bezeichne, so erblicke ich in ihr doch kein Zeichen gesteigerter Kraft, sondern vielmehr den Ausdruck der Abnahme derselben, den Grund der Verminderung und nicht selten vollständigen Vernichtung der Funktion des Teiles.“

An anderer Stelle sagte Virchow (69, S. 67): Der Entzündungsprozeß ist, seinem eigentlichen Wesen nach, eine örtliche Ernährungsstörung . . . . . Die Gewebselemente vergrößern sich, ihr Inhalt nimmt zu, sie werden häufig durch reichlichen Niederschlag körniger Elemente trüb; es finden sich deutliche Zeichen der Geschwulst selbst an den einzelnen Zellen, so daß zellenreiche Organe (Leber, Nieren) dadurch eine sehr bedeutende Volumszunahme erfahren können und der größte Teil der Entzündungsgeschwulst auf die vielen geschwollenen Elementarteile bezogen werden muß . . . . . Der Charakter der Gefahr, die destruktive Tendenz ist es, durch den sich die Entzündung ebenso auffallend vor den einfacheren Ernährungsstörungen hervorhebt, wie der pathologische Prozeß vor dem physiologischen . . . . . Zwischen der Irritation und der Entzündung besteht nur ein quantitativer Unterschied; letztere entwickelt sich Schritt für Schritt aus der ersteren . . . . . So lange auf ein Irritament nur funktionelle Störungen zu beobachten sind, so lange spricht man von Irritation; werden neben den funktionellen nutritive bemerkbar, so nennt man es Entzündung.

In seiner Zellularpathologie (70) heißt es: Man muß zwei ganz und gar ihrer Leistung nach verschiedene Formen von Entzündungen von einander trennen, nämlich: 1. die rein parenchymatöse Entzündung, 2. die sekretorische (exsudative) Entzündung. Bei ersterer verläuft der Prozeß im Inneren des Gewebes und zwar mit Veränderungen der Gewebselemente selbst, ohne daß eine frei hervortretende Ausschwitzung wahrzunehmen ist; letztere gehört mehr den oberflächlichen Organen an wo vom Blute aus ein vermehrtes Auftreten von wäßrigen (serösen) Flüssigkeiten erfolgt, welche die eigentümlichen, infolge der Gewebsreizung gebildeten parenchymatösen Stoffe mit an die Oberfläche der Organe führen.

Allerdings sind diese beiden Formen hauptsächlich nach den Organen unterschieden, an welchen die Entzündung vorkommt. Es gibt gewisse Organe, welche unter allen Verhältnissen nur parenchymatös erkranken, andere, welche fast jedesmal eine oberflächliche exsudative Entzündung erkennen lassen.

Die beiden Grundformen der Entzündung, die parenchymatöse und die exsudative, können sich miteinander vergesellschaften und eine kombinierte Störung hervorbringen. Allein beide sind ihrem Wesen nach verschieden: Sagt man statt parenchymatöser Entzündung „entzündliche Degeneration" und statt exsudativer Entzündung „entzündliche Sekretion", so stellt sich die Verschiedenheit alsbald in deutlicher Weise dar.

Bezüglich des Auftretens von Fibrin aber erklärte er weiterhin (70, S. 401): Während man bis jetzt die Fibrinausscheidung als eine eigentliche Transsudation aus der Blutflüssigkeit, das Exsudat als das hervortretende Plasma betrachtete, habe ich die Deutung aufgestellt, daß auch das Fibrin häufig ein Lokalprodukt derjenigen Gewebe sei, an welchen und in welchen es sich findet, und daß es in derselben Weise an die Oberfläche gebracht werde, wie der Schleim der Schleimhaut (?). In dem Maße, wie an einem bestimmten Gewebe die Fibrinproduktion steigt, wird auch dem Blute mehr Fibrin zugeführt, die fibrinöse Krase ist eben so gut ein Produkt der lokalen Erkrankung, wie die fibrinöse Exsudation das Produkt der lokalen Stoffmetamorphose.

Von einzelnen Organen, an denen die parenchymatöse Entzündung verläuft, sagte Virchow (70): Wenn eine Muskelentzündung besteht, bei welcher die Muskelprimitivbündel der fettigen Degeneration verfallen, so gehen sie auch regelmäßig zu Grunde, und wir finden nachher an der Stelle, wo die Degeneration stattgefunden hatte, eine, wenn auch nicht offene, Lücke (einen Defekt) im Muskelfleisch. — Die Niere, deren Epithel in fettige Degeneration übergeht, schrumpft fast immer zusammen; das Resultat ist eine bleibende Atrophie. Ausnahmsweise kommt vielleicht etwas zustande, was als Degeneration des Epithels gedeutet werden könnte, aber gewöhnlich ist ein Zusammensinken der ganzen Struktur die Folge. — Dasselbe sehen wir am Gehirn bei der gelben Erweichung (?), gleichviel wie sie bedingt sein mag. Ob Entzündung oder nicht vorherging, es bildet sich ein Herd, welcher sich nie wieder mit Nervenmasse ausfüllt.

Die in dem Bilde des Morbus Brightii zusammenfaßten Affektionen löste er auseinander in die amyloide Degeneration, die parenchymatöse Nephritis und die indurative Form, bei der wesentlich das interstitielle Gewebe sich verändert. Bei der parenchymatösen Nephritis haftet die Erkrankung an dem Epithel der Niere, bei der indurativen verändert sich überwiegend das interstitielle Gewebe, indem Verdickungen um die Kapseln und die Harnkanälchen entstehen, Abschnürungen, Verschrumpfungen zustande kommen und dadurch mechanische Hemmungen des Blutstromes hervorgebracht werden, die natürlich mit Sekretionsveränderungen zusammenfallen müssen. Daß aber die Veränderung am Epithel bei der parenchymatösen Nephritis als Entzündung, als unmittelbare Wirkung der Entzündungsursache und nicht etwa als Folge einer primären Veränderung im Interstitialgewebe angesehen werden muß, ist unzweifelhaft. Es gibt sehr ausgedehnte interstitielle Nephritiden, bei denen das Epithel wenig oder gar nicht verändert ist und ebenso die stärksten parenchymatösen Formen, bei welchen wenigstens von Anfang an das Interstitialgewebe ganz intakt ist.

Daß es sich um eine parenchymatöse Entzündung handelt, hat Waldeyer (74) bezüglich der Veränderung der quergestreiften Muskelfasern bestätigt.

Er sagt: Die Erscheinungen bei der traumatischen Myositis sind den Erscheinungen an den Muskeln Typhöser vollkommen gleich. Es ist ein aktiver Prozeß. Ein irritatives Stadium, das zur Aufnahme neuen Materials und zu Wucherungsprozessen führt, geht dem rein passiven, dem Zerfall voraus.

Unter dem Gesichtspunkte der von Virchow gegebenen Definition der indurativen (interstitiellen) und der parenchymatösen Nephritis ist Wegner (76) auf Grund seiner Versuche mit Phosphor für zwei selbständige Formen entzündlicher Veränderungen eingetreten, für die interstitielle und für die von ihr unabhängige parenchymatöse.

Wegner meinte durch seine Versuche den Nachweis geliefert zu haben, daß ein und derselbe Stoff in verschiedener Quantität und verschieden lange angewendet, total differente Wirkungen auf den tierischen Organismus äußert. Die älteren Beobachtungen hätten gelehrt, daß der Phosphor in großer Dosis auf gewisse Gewebe, nämlich die spezifischen Parenchymelemente der Leber, der Nieren, des Magens und der Muskulatur einen äußerst intensiven perakuten Reiz ausübt, so stark, daß in kürzester Frist eine fettige Degeneration, eine Nekrobiose derselben die Folge ist: Nun habe er nachgewiesen, daß derselbe Stoff, in geringerer Quantität dem Organismus einverleibt, die erstgenannten Teile vollkommen immun läßt und eine Reizwirkung auf ganz andere Gewebsarten ausübt, auf die osteogenen Substanzen, auf das interstitielle Gewebe des Magens und der Leber, einen Reiz, der sich nicht nach der degenerativen, sondern nach der formativen Richtung hin entwickelt. Während dort Untergang, sei hier bleibende Neubildung die Folge. Möge die wahre Ursache dieses so tiefgreifenden Unterschiedes in der Wirkung verschiedener Dosen des

Phosphors darin liegen, daß wirklich ungleich große Quantitäten desselben im Blute anwesend in der Tat einen an sich verschiedenen Effekt haben, oder dieselbe darin beruhen, daß bei der Zufuhr einer größeren oder kleineren Menge der Substanz zum Blute verschiedene Resorptions- und Umsetzungsbedingungen gegeben sind, so zwar, daß demzufolge differente Umsetzungsprodukte auch zur Wirkung gelangen, immerhin sei die Tatsache dieser fundamentalen Differenz der Vorgänge für die theoretische wie für die praktische Betrachtung von einschneidender Bedeutung.

Die selbständige primäre Erkrankung der Parenchyme, die parenchymatöse Entzündung aber wurde von zahlreichen Autoren nicht anerkannt. Ihre Widersprüche gründeten sie, wie Virchow seine wesentlichen Beweise, hauptsächlich auf die Ergebnisse von Nierenuntersuchungen.

Beer (23), dem erst die Anregung zu gebührender Würdigung des interstitiellen Gewebes der Niere bei den Nierenerkrankungen zu danken ist, unterschied eine einfache interstitielle und eine zellige Hyperplasie. Bei letzterer lassen sich unter den die Interstitien füllenden Elementen drei Formen unterscheiden: zunächst spindel- oder sternförmige entsprechend den normalen Bindegewebskörpern, ferner runde Zellen von verschiedener Größe, meist farblosen Blutkörperchen ähnlich, aber stellenweise bis doppelt so groß, endlich neugebildete zellige Elemente von meist spindelförmiger langgezogener Gestalt. Eine Volumsverminderung, eine Atrophie des Organs ist in einem Verlust von Kanälchen begründet, und zwar in einem Verlust des epithelialen Inhalts (S. 118). Die Atrophie des Parenchyms kann nur durch aktive an ihm selbst verlaufende Prozesse ins Werk gesetzt werden. Diese mögen oft gleichzeitig mit der interstitiellen Veränderung entstehen, Effekte eines und desselben Reizes sein. In anderen Fällen entwickelt sich der interstitielle Prozeß mehr rein und erst später erfolgt der parenchymatöse. Endlich ist auch zuweilen ein atrophischer Zustand des Parenchyms bereits ausgebildet, wenn der hyperplastische Vorgang im interstitiellen Gewebe beginnt. Doch kommt ein so spätes Auftreten meist nur in partieller Verbreitung vor.

Traube (66) erklärte, daß beim Morbus Brightii die Veränderungen an den Epithelien unzweifelhaft sekundärer Natur sind. Darum ist der Begriff der parenchymatösen Nephritis ein unhaltbarer.

Rosenstein (58) hielt es für unmöglich, mit Bestimmtheit zu sagen, ob beim Morbus Brightii die Erkrankung ihren Ausgangspunkt von den Epithelien der Niere oder vom Zwischengewebe nimmt und ob in anderen Fällen die Veränderungen der Epithelien nicht der bloße Ausdruck regressiver Metamorphose durch veränderte Ernährung sind.

Klebs (40) identifizierte mit dem Morbus Brightii die primäre diffuse interstitielle Nephritis. Die Veränderungen des Epithels in den Harnkanälchen, die als trübe Schwellung bezeichnet werden, sind nur als sekundärer Vorgang, als die Folge einer Entziehung oder Verringerung des mit dem Blute zugeführten Ernährungsmaterials aufzufassen.

Er unterschied (41) nach der Herkunft und Art der entzündlichen Zellvegetation: 1. Eitrige oder suppurative Entzündungen, bei denen die Hauptmasse der Zellen als emigriert zu betrachten ist. 2. Parenchymatöse Entzündungen, bei denen das eigentliche Gewebsparenchym der entzündlichen Zellvegetation verfällt. In den einfachen bindegewebigen oder in solchen Organen, in denen dieser Gewebsbestandteil vorherrscht, sind zu unterscheiden granulierende, narbenbildende bzw. adhäsive und schrumpfende Formen. „Sind dagegen spezifische Gewebsparenchyme vorhanden, wie in den drüsigen Apparaten, so bezeichnet man gewöhnlich mit dem Ausdruck der interstitiellen Entzündung diejenigen Prozesse, in denen das die Räume zwischen diesen Parenchymen ausfüllende Bindegewebe vorzugsweise der Sitz entzündlicher Vegetation ist. Nehmen aber gleichzeitig die drüsigen Apparate an dem Vorgange teil, so entstehen Formen, welche von vielen Autoren als parenchymatös bezeichnet werden, wie bei der Nephritis. Indem aber diese Zustände, falls abgesehen wird von den desquamativen Prozessen, die nicht zur Entzündung, sondern zur Nekrose gehören, eine Vergrößerung des Organs in höherem Maße herbeiführen, als es bei den einfachen interstitiellen Entzündungen der Fall ist, werden dieselben besser als hyperplastische Entzündungen bezeichnet."

Kelsch (38) erklärte im Anschluß an Traube und Klebs, daß nur die interstitielle Nephritis den Namen Morbus Brightii verdient und nichts zur Annahme einer parenchymatösen Nephritis berechtigt.

Von neueren Autoren ist Ribbert (56) der entschiedenste Vertreter der Ansicht, daß die interstitielle Nephritis der primäre Vorgang ist. In Uebereinstimmung mit der Cohnheim'schen Auffassung vom Wesen der Entzündung erklärt er, daß ausschließlich die bekannten Erscheinungen an den Gefäßen und verschiedene Vorgänge an den fixen Elementen zur Entzündung gehören. Die Entzündung parenchymatöser Organe verläuft nur im interstitiellen Gewebe. Eine parenchymatöse Nephritis, wenn es eine solche sein soll, an der das Parenchym teilnimmt, kann es nicht geben. Das Epithel entzündet sich nicht, es degeneriert.

Lubarsch (47) faßt die Entzündung als Vereinigung von drei verschiedenartigen Vorgängen auf. Dieselben sind alterativer, exsudativer und proliferativer Natur. „Virchow's Begriff der parenchymatösen Entzündung hat zu lebhaften Diskussionen und einer gewissen Verwirrung Anlaß gegeben, und noch heute werden Vorgänge schlechthin als parenchymatöse Nephritis, Myokarditis, Neuritis, Myelitis usw. bezeichnet, die mit Entzündungen nichts zu tun haben und rein regressiver Natur sind".

Die Lehre Virchow's bildete die Grundlage meiner Bestrebungen, mir Klarheit über das Wesen der Entzündung zu verschaffen. Der Weg der klinischen Beobachtung aber führte mich zu anderen Prämissen. Ich ging

von der Tatsache aus (12), daß es eine Reihe von Heilmitteln und
Giften gibt, die eine ganz besondere Wirkung auf einzelne Organe
ausüben. Strychnin beeinflußt in erster Reihe die Zellen des zentralen Nervensystems; Jodkali macht Schnupfen, wirkt also auf die
Drüsen der Nasenschleimhaut ein; Quecksilber setzt die Speicheldrüsen in ganz besonderem Grade in Tätigkeit; Kantharidin wirkt
hauptsächlich auf die Nieren und kann Nierenentzündung hervor-
rufen; Phosphor schädigt vor allem die Leber, deren Verfettung
eine unausbleibliche Folge größerer Phosphordosen ist. Diese Substanzen wirken also weder am ersten Einführungsorte noch vor-
wiegend in den Organen, durch welche sie ausgeschieden werden.
Denn der hauptsächliche Ausscheidungsort des Jodkalis sind die
Nieren, nicht die Nasenschleimhaut; das Quecksilber geht ebenso
gut in die Milch und den Harn über wie in den Speichel und übt
doch bei den für die Speicheldrüsen wirksamen Dosen keinen
störenden Einfluß auf die Brustdrüse oder die Niere aus. Darum
ist auch von jeher eine chemische Affinität einzelner Substanzen
zu bestimmten Organen angenommen worden. Für mich aber
schloß sich hieran die Erwägung, ob es nicht die Parenchymzellen
der einzelnen Organe sind, deren Konstitution die Affinität für die
verschiedenen chemischen Agentien bedingt.

Wenn Oswald (54, 55) unter Bezugnahme auf die Versuche Overton's
die Entzündung als kolloidalchemisches Problem ansieht, weil die entzündete
Zelle eine Veränderung ihrer kolloidalen Teile aufweist, die sich dadurch bekundet, daß sie für die Kolloide des Blutplasmas durchgängig wird, so ist
damit die Möglichkeit des Eindringens der verschiedenen chemischen Stoffe ins
Auge gefaßt, aber die Beziehungen der Stoffe zu den Zellen der verschiedenen
Organe, die spezifische Affinität ist damit nicht erklärt.

Das Stützgewebe der Parenchyme, das interstitielle Gewebe
und die Gefäße der betreffenden Organe aber schienen mir von
vornherein für die Deutung der spezifischen Affinität nicht in Frage
zu kommen, weil diese Gewebsbestandteile bei ihrem in allen
Organen einheitlichen Aufbau besondere Beziehungen zu den
einzelnen chemischen Stoffen nicht haben können.

Dementsprechend durfte ich es auch von vornherein für sehr
unwahrscheinlich halten, daß das interstitielle Gewebe oder die
Gefäße der primäre Sitz entzündlicher Erkrankungen seien.

Meine unter diesem Gesichtspunkte ausgeführten Untersuchungen über die klinischen und anatomischen Effekte einzelner Gifte veranlaßten mich sehr bald, zu erwägen, ob nicht der Begriff der parenchymatösen Entzündung zu eng gefaßt ist, ob dieselbe nicht nur zu einem Untergang, sondern auch in vielen Fällen zu einer Wiederherstellung führt. Wenn dies der Fall war, durfte der Gedanke, daß die parenchymatöse Entzündung ein rein passiver Vorgang, eine Nutritionsstörung ist, vorläufig bezweifelt werden.

In dieser Beziehung habe ich zunächst folgendes zu berichten.

Meine Untersuchungen über die Veränderungen der Muskeln nach Durchschneidungen (6) ergaben mir, daß dieselben zwar anfangs von degenerativer Art sind. Sie betreffen einen großen Teil der dem Wundrande naheliegenden Muskelfasern, gleichviel ob sie vom Schnitte getroffen worden sind oder nicht. Im Laufe der ersten 24 Stunden treten einzelne Körnchen in denselben bei vollkommen erhaltener Querstreifung auf. Weiterhin schwindet diese unter Zunahme der Körnchen und unter Auftreten kleinerer Fetttröpfchen. Nur an einzelnen Stellen bleibt eine zarte Querstreifung zurück. Aber von einem Zerfall der Muskelfasern ist nichts zu sehen.

Vom 5. Tage ab fällt eine außerordentliche Vermehrung der Muskelkerne auf, die zum Teil zerstreut, zum Teil in größerer Zahl dicht beieinander liegen und dann gegenseitig abgeplattet sind. Es kommt zur Entwicklung von „Muskelzellenschläuchen", wie sie Waldeyer (74) genannt hat.

Das Verhalten des Sarkolemms ist wechselnd. An der Mehrzahl der Muskelfasern ist es wohlerhalten, an der Minderzahl zugrunde gegangen, so daß in letzterem Falle nackte, zumeist jeder Querstreifung bare, mit Kernen mehr oder weniger reichlich durchsetzte Muskelzylinder in zerzupften ebenso gut wie in nicht zerzupften Präparaten sichtbar werden.

Vom 8. Tage ab finden sich Gebilde von gleichmäßig hellglänzendem Aussehen und von spindelförmiger Gestalt, die nur spärliche dunkle Körnchen enthalten. An Größe übertreffen sie die zahlreichen zwischen ihnen liegenden zur Bildung des Bindegewebes dienenden Spindelzellen um das 2- bis 4 fache.

Zwischen dem 16. und 20. Tage sind Fasern, die zweifellos als neugebildete Muskelfasern anzusehen sind, schon in großer Zahl vorhanden. Sie zeigen zumeist vollkommene Querstreifung und haben durchschnittlich eine Breite von 0,01 mm. Nur selten enthalten diese noch vollkommen sarkolemmlosen Fasern einen einzigen Kern; meist eine größere Zahl von Kernen, die entweder zerstreut oder zu mehreren vereint und dann gegeneinander abgeplattet in der Faser liegen.

Damals konnte ich nur die Vermutung aussprechen, daß diese neuen Muskelfasern aus jenen in 8 Tage alten Wunden gefundenen Muskelzellen hervorgehen; dagegen als bestimmtes Ergebnis die Angabe hinstellen, daß bei der Muskelentzündung da, wo das Sarkolemm erhalten ist, die erkrankte Muskelfaser sich vollständig erholt und dann der vor der Verwundung vorhanden gewesenen vollkommen gleicht; überall da aber, wo das Sarkolemm zugrunde gegangen ist, unter Vermittlung der Muskelkerne neue Muskelfasern aus den alten hervorgehen. Den Angaben über die Entstehung neuer Muskelfasern aus Bindegewebszellen (v. Wittich, Zenker, Waldeyer, Weber) oder aus weißen Blutkörperchen (Maslowsky), ferner über die Abspaltung der neuen Muskelfasern von den alten in ihrer ganzen Längsausdehnung (Budge, Weismann), endlich über die Aufreihung mehrerer Zellen zu einer Muskelfaser (Margo, Deiters, Waldeyer, Hoffmann) — diesen Angaben beizustimmen, habe ich keinen Anhalt gefunden.

Die Heilung und Vereinigung der Muskelwunden aber wird überall durch neugebildetes Bindegewebe vermittelt. Dasselbe ist im Verlaufe der ersten 20 Tage der Heilung stets leicht sichtbar, vom 30. Tage ab dagegen durch Narbenkontraktion so verringert, daß die durchschnittenen Muskelränder einander fast vollständig genähert sind. Ich habe einmal die 42 Tage alte Narbe eines durchschnittenen Glutäalmuskels erst nach einigem Suchen unter dem Mikroskop entdecken können.

Eine Vervollständigung der Ergebnisse von Muskeldurchschneidungen bot mir die Untersuchung der Rumpfmuskulatur bei einem tödlich verlaufenen Falle von subakuter

Spinalparalyse (7). Aus den an jener Stelle mitgeteilten Befunden, denen eingehende Literaturangaben voraufgehen, habe ich gefolgert:

Die parenchymatöse und fettige Degeneration der Muskelfasern führt nicht zum Zerfall derselben (abgesehen von akut tödlichem Verlauf der Krankheit), sondern in den allermeisten Fällen zur Regeneration. Beide hängen miteinander so eng zusammen, daß eine Regeneration ohne voraufgehende Degeneration nicht möglich ist; jene geht aus dieser hervor. Zunächst schwinden die sarcous elements der Muskelfasern unter dem Auftreten von albuminoiden Körnchen und später von Fetttropfen. Albuminoide Körnchen und Fetttropfen liegen in einer hellen Grundsubstanz der Muskelfaser genau so, jedoch nicht immer so angeordnet wie die sarcous elements in der Hauptsubstanz derselben. Die helle Grundsubstanz wird später, wenn alle körnigen und Fett-Einlagerungen sowie das Sarkolemm geschwunden sind, zur protoplasmatischen Muskelplatte, welche die Muskelkerne enthält. Die protoplasmatische Muskelplatte geht also aus der Hauptsubstanz des normalen Muskels hervor, ist vielleicht diese selbst. Die Neubildung der Querstreifung bzw. das Wiederauftreten der sarcous elements findet nicht in der kernhaltigen Muskelplatte in toto statt, sondern in der Form von Spindelzellen innerhalb der zu den einzelnen Kernen gehörigen Bezirke (vgl. die Abbildungen an der angegebenen Stelle). Die Bindegewebskörperchen aber beteiligen sich nicht an der Muskelregeneration.

Außer dem Nachweis einer Muskelregeneration aber bin ich auch auf Grund dieser Untersuchung für eine Muskelrestitution eingetreten, d. h. der entzündliche Prozeß in den Muskelfasern kann auf jedem Schritte des Weges, den er bis zur Bildung der kernhaltigen sarkolemmlosen Muskelplatte zurückzulegen hat, Halt machen, so daß die Muskelfaser von jedem Stadium der Veränderung aus zur Norm zurückzukehren vermag. Damit ist auch die Lösung der Frage möglich, wie denn die neuen, aus den Muskelplatten hervorgehenden Fasern sich mit den alten vereinigen oder, was damit zusammenfällt und die Sache genauer bezeichnet, wie der Befund von Muskelplatten zu erklären ist, die mit mehr oder minder gut quergestreiften Muskelfasern (vgl. die

Abbildungen) oder mit körnig oder fettig degenerierten Fasern zusammenhängen. Es können eben Teile der Muskelfasern körnig oder fettig degenerieren, während andere Teile derselben schon bis zur Umwandlung zu Muskelplatten gediehen sind. An den letzteren bildet sich auf dem Wege der Regeneration von den Kernen aus neue quergestreifte Muskelsubstanz, während die erst körnig degenerierten Teile nicht alle Phasen durchzumachen brauchen, sondern vorher, auf dem Wege der Restitution, sich wiederaufbauen.

Die Durchschneidung von Muskeln führt also nicht zu einer parenchymatösen Degeneration, sondern zu entzündlichen Veränderungen mit dem Ausgang in Regeneration. Das Gleiche gilt von den Veränderungen der Muskeln bei Spinalparalyse. Der anatomische Verlauf stimmt mit dem nach Muskeldurchschneidungen so vollkommen überein, daß alles Recht vorhanden ist, auch hier von einem entzündlichen Prozeß zu sprechen.

In diesem Falle von Spinalparalyse war auch eine hochgradige Erkrankung fast sämtlicher peripherischer Nerven eingetreten, die alle Kriterien der parenchymatösen Entzündung aufwiesen. Aber auch hier war nicht ein Untergang, sondern eine wenn auch unvollständige Regeneration der Nervenfasern das Ergebnis. Bei diesem Prozeß geht zuerst die Markscheide zugrunde; sie zerfällt in einzelne Trümmer, aus denen kleinere und größere Fetttropfen hervorgehen, während zwischen ihnen die Kerne bestehen bleiben. Diese liegen schließlich in einer protoplasmatischen Grundsubstanz. Weiterhin erfahren die alten Achsenzylinder eine Umwandlung in hellglänzende variköse Fasern, die brüchig werden und sich in einzelne Fetttropfen umwandeln. Die Schwann'sche Scheide aber wird zu einer feinfaserigen Hülle. Die neuen Achsenzylinder gehen ausschließlich aus den Kernen der Markscheide hervor und stellen sich anfangs als Doppelfäden dar, welche die Kerne zwischen sich fassen. Später schwinden diese und die Fäden nähern sich bis zum vollkommenen Verschwinden jeder Grenze, so daß der Achsenzylinder schließlich nur als einfacher Faden erscheint. Daß die neu gebildeten Achsenzylinder nicht aus den alten hervorgehen können, ergibt sich auch aus der Tatsache, daß erstere bisweilen auf längeren Strecken neben hellglänzenden varikösen Fasern, d. h. alten zerfallenen Achsenzylindern verlaufen, also unabhängig von diesen entstehen müssen.

Analoge Veränderungen habe ich an den Hinterwurzeln des Rückenmarks bei Tabes dorsalis gefunden (13, Heft 1). Dieselben waren in ihrer ganzen Länge zwischen Rückenmark und Spinalganglion verdünnt und von grauem Aussehen. Mikroskopisch fanden sich statt der Nervenfasern zarte, schmale, blasse Fasern, die längliche Kerne einschlossen. Ich folgerte hieraus, „daß an den Hinterwurzeln des Rückenmarks bei der Tabes dorsalis eine Degeneration der Nervenfasern eintritt, infolge deren die Markscheide sowie der Achsenzylinder schwinden und aus den Kernen der alten Nervenfaser die erwähnte kernhaltige Faser hervorgeht".

Gegenüber anderen Ansichten über die Regeneration des Achsenzylinders ist zu bemerken, daß auch Marchand (50) in Uebereinstimmung mit Wieting „den Kernen der Schwann'schen Scheide und dem sie umgebenden Protoplasma die Bedeutung eines für die Bildung des jungen Achsenzylinders notwendigen Substrats zuschreibt".

Anders wie bei Muskeln und Nerven liegen die Verhältnisse bei drüsigen Organen, z. B. der Leber oder den Nieren. Während dort das Sarkolemm und das Neurilemm die Beschränkung der parenchymatös entzündlichen Veränderungen auf ihren Inhalt zu bedingen scheinen, haben gerade hier die auffälligen Veränderungen des interstitiellen Gewebes bei notorisch allgemein als entzündlich anerkannten Prozessen zu den Meinungsverschiedenheiten über das erste Einsetzen der Entzündung Anlass gegeben. Wäre das interstitielle Gewebe oder die in demselben vorhandenen Gefäße der Ausgangspunkt der Entzündung, dann müßte in der Tat die Erkrankung der Parenchyme, der Leberzellen, der Harnkanälchenepithelien als Folgezustand, als Degeneration oder als Nekrobiose angesehen werden; wenn wir nicht so, wie Wegner aus den Ergebnissen seiner Versuche gefolgert hat, eine selbständige parenchymatöse und eine selbständige interstitielle Entzündung annehmen wollen.

Hier setzten meine Untersuchungen über die von mir aufgeworfene Frage nach der Affinität von Giften und Medikamenten zu den einzelnen Bestandteilen der Organe ein.

Zunächst schien es mir nötig zu sein, durch eigene Versuche festzustellen, ob wirklich nur große Dosen Phosphor das Parenchym schädigen, während kleine Dosen nur das interstitielle Gewebe zur Wucherung reizen, aber das Parenchym intakt lassen.

Zu diesem Zweck habe ich eine bestimmte maximale tödliche Phosphordosis angewendet in der Voraussetzung, daß einzelne Versuchstiere dieselbe überstehen würden. Dann konnte kein Zweifel obwalten, daß in allen Fällen zunächst das Parenchym geschädigt wird und erst hinterher Veränderungen des interstitiellen Gewebes bei denjenigen Tieren zustande kommen, die mehrere Injektionen überlebt haben. Ich kam zu dem Ergebnis (9), daß durch die Einwirkung des Phosphors oder einer im Blute erzeugten Modifikation desselben zunächst eine Reihe chemischer Vorgänge in den Leberzellen ausgelöst wird, die innerhalb ihres Protoplasmas zur Bildung von albuminoiden Körnchen und Fetttröpfchen führen, aber keineswegs ihren Untergang bedingen. Denn wenn nicht infolge der durch den Phosphor herbeigeführten Schädigung des ganzen Körpers der Tod des Tieres herbeigeführt wird, erfolgt eine vollständige Restitution der Leberzellen, die an ihre Tätigkeit geknüpft ist. Wird aber der Phosphor in bestimmten, nicht allzuweit von einander abliegenden Zeiträumen immer von neuem angewendet, dann vermögen die Leberzellen albuminoide Körnchen und Fetttröpfchen nicht mehr aus sich zu produzieren, sie bleiben als blasse glänzende Zellen mit deutlichem Kern zurück. Außerdem aber führt die häufige Anwendung gleich großer Phosphormengen zu einer Erkrankung des interstitiellen Gewebes der Leber. Eine solche fand sich sehr ausgesprochen nach neunmaliger Injektion von je 3 mg Phosphor. Es bestand ein mäßiger Grad von Aszites. Das Flüssigkeitsquantum betrug etwa 50 g. Die Leber war groß und schwer, von braunem Aussehen. Ihre ganze Oberfläche war fein granuliert, die Azini durch hyalin aussehende Zwischensubstanz von einander abgegrenzt. Die Leberzellen waren durchweg blaß, zart, hellglänzend, in den meisten die Kerne deutlich sichtbar. Nicht nur die Interstitien zwischen den einzelnen Azinis, sondern

auch die innerhalb der einzelnen Azini zwischen den Leberzellen-
reihen waren stark verbreitert und überall scheinbar reichliche
Bindegewebsfasern sichtbar. Nach Fuchsinfärbung trat in allen
diesen verbreiterten Partien eine erstaunlich große Zahl kleiner,
rundlicher Kerne mit blassem Protoplasmahof hervor.

Daß aber das Ueberstehen einer ersten maximalen
Phosphordosis nicht vom Intaktbleiben der Leberzelle
abhängt, also auch beim überlebenden Versuchstiere zuerst das
Parenchym leidet, beweist folgende Vornahme. Ich exstirpierte
einem dieser Tiere 2 Tage nach der ersten Injektion von 3 mg
Phosphor ein erbsengroßes Stück der Leber und zwar vom stumpfen
Rande derselben. Ich konnte bei dieser Gelegenheit die Leber
in ziemlich großer Ausdehnung übersehen und fand dieselbe vollkommen blaßgelb. Die Leberzellen des exstirpierten Stückes enthielten, genau so wie in Fällen tödlichen Ausganges nach ein-
maliger Injektion, sehr zahlreiche dunkle Körnchen und spärliche
Fetttröpfchen; sonst bestand in demselben keine Veränderung.
Das Tier befand sich nach der Exstirpation so wohl, daß ich
schon 7 Tage nach derselben, also 9 Tage nach der ersten Injektion, eine zweite vornehmen konnte, welch letztere jedoch nach
3 Tagen den Tod herbeiführte. Die hiernach vorfindlichen Veränderungen der Leber waren ganz die gleichen, wie bei einem
anderen Kaninchen, das eine zweimalige Injektion erhalten hatte.
Nur die Leberzellen waren körnig und fettig entartet. Das interstitielle Gewebe war intakt.

Ackermann (1, 4), Krönig (43) und Dinkler (29) kamen
auf Grund ihrer Versuche gleichfalls zu dem Ergebnis, daß durch
Phosphoranwendung eine vom Parenchym abhängige interstitielle
Entzündung der Leber herbeigeführt werden kann. Ziegler und
Obolonski (81) dagegen erklärten, daß es ihnen niemals geglückt
sei, durch Phosphor eine Hepatitis zu erzeugen, die mit der chronischen Hepatitis des Menschen Aehnlichkeit hätte und den Namen
einer interstitiellen Hepatitis verdiente.

Der Widerspruch von Ziegler und Obolonski veranlaßte
mich, meine Versuche mit Phosphor wieder aufzunehmen (10),
zumal da ich hoffen durfte, daß bessere Instrumente und voll-
kommenere Untersuchungsmethoden, insbesondere die Färbung der

mikroskopischen Objekte, mir eine Sicherung und Vervollständigung
der Resultate ermöglichen würde, zu denen ich nahezu 20 Jahre
früher gelangt war.

Die Applikation des Phosphors fand so wie bei der ersten
Versuchsreihe subkutan statt. Zur Injektion wurde eine 1prozentige
Lösung in Oleum olivarum benutzt. Da aber bei meinen früheren
Versuchen, deren Zahl 21 betrug, nach Injektion von je 3 mg
Phosphor 13 Kaninchen schon nach 1maliger, 2 nach 2maliger,
3 nach 3maliger Injektion gestorben waren und nur 3 je 4, 5,
9 Injektionen überlebt hatten, wurden dieses Mal nur 2 mg Phos-
phor als höchste Dosis meist einen Tag um den anderen verwendet.

Es starben

nach 2 Injektionen von 2 mg . . . . . . 4 Kaninchen
„ 12   „   „ 2 mg 1   „
„ 29   „   „ 1 mg und weiteren
   25   „   „ 2 mg 1   „
„ 54   „   „ 1 mg 1   „
„ 69   „   „ 1 mg 1   „

Unter Hinweis auf die ausführliche Mitteilung und die ihr
beigegebenen Abbildungen (10) brauche ich hier nur zu erwähnen,
daß bei rasch tödlichem Ausgang, d. h. nach 2 Injektionen, die
Kerne der Leberzellen Vakuolen zeigten, bisweilen aber gänzlich
geschwunden waren. Nur einzelne Körner blieben innerhalb des
Zellprotoplasmas zurück. Auch dieses zeigte häufig eine hochgradige vakuoläre Degeneration, wie sie schon Ziegler und
Obolonski geschildert hatten. Manches Mal traten im Protoplasma dünne Fäden oder Körnerreihen auf, die vom Kern bis
zur Peripherie der Zelle zogen und untereinander zu einem Netz
verbunden waren. In einem Falle (nach 2maliger Injektion)
hatten Zellprotoplasma und Zellkern alle Struktur verloren.
Ersteres hatte ein glasig hyalines Aussehen, letzterer war sehr
groß, hydropisch. Im interazinösen Gewebe zeigte sich bei den
nach 2 Injektionen gestorbenen Tieren keine Veränderung. Bei
den 4 Kaninchen dagegen, die nach 12, 54, 54 und 69 Injektionen
gestorben waren, bestand eine Verkleinerung der Azini, die allesamt von breiten interazinösen Zügen umgeben waren. Eine

scharfe Abgrenzung zwischen den Leberzellen der verkleinerten
Azini und dem verbreiterten interstitiellen Gewebe aber bestand
nicht. In letzteres reichten die Leberzellen weit hinein, und je
weiter sie hineinreichten, um so kleiner waren sie geworden.
Auch hatten sie ihre Form hier verändert. Sie waren länglich
geworden und enthielten oft 3 Kerne. Ihr Protoplasma zeigte
häufig genau die gleiche vakuoläre Degeneration wie die Leberzellen bei den rasch tödlich verlaufenen Fällen. Ein Neuauftreten
von Zellen im intcrazinösen Gewebe ließ sich nirgends nachweisen; es bestand nur aus dem unter normalen Verhältnissen
vorhandenen Bindegewebe, dessen Verbreiterung auf Kosten der
peripherischen Abschnitte der Azini b w. ihrer verkleinerten und
veränderten Leberzellen zustande gekommen war.

Bei dem nach 69 maliger Injektion von je 1 mg Phosphor
gestorbenen Kaninchen war die Oberfläche der Leber fein granuliert, wie die jener Mitteilung beigegebene Figur 1 erweist. Das
sonstige Verhalten stimmte mit dem eben geschilderten vollkommen
überein. Es war also hier zu einer korrekten Leberzirrhose gekommen, genau so wie in dem oben S. 18 beschriebenen Falle
nach 9 maliger Injektion von 3 mg Phosphor.

Hiernach ist Wegner's Annahme einer Verschiedenheit in der Wirkung großer und kleiner Phosphordosen
bzw. einer Einwirkung ersterer auf das Leberparenchym,
letzterer auf das interstitielle Gewebe nicht haltbar.
Gleichviel ob einzelne große Dosen oder häufige kleine Dosen
appliziert werden, in jedem Falle erkrankt ausschließlich die
Leberzelle, nur besteht insofern ein Unterschied, als in ersterem
Falle eine tiefgreifende Schädigung aller den Azinus zusammensetzenden Zellen bis zu ihrem völligen Untergang erfolgt, während
bei häufigen kleinen Dosen nur die peripherischen Abschnitte der
Azini leiden. In diesem Falle kommt es auch nicht zu einem
Untergang der Leberzelle, sondern nur zu einer Verkleinerung
ihres Protoplasmas, die zur irrtümlichen Annahme einer interazinösen Zellneubildung Veranlassung gegeben hat.

Wenn Ziegler und Obolonski bei chronischer Phosphorvergiftung die hier geschilderten Veränderungen nicht zu beobachten Gelegenheit hatten, so erklärt sich das sehr leicht aus ihrer

eigenen Bemerkung, daß bei den Vergiftungen von längerer Dauer
die Kaninchen höchstwahrscheinlich nicht allen ihnen in Pillen
gereichten Phosphor aufgenommen haben, indem sie die ein-
geführten Pillen wahrscheinlich nicht immer verschluckten. Auch
sei nicht sicher, daß der Diener zu jener Zeit, in welcher sie die
Pillen nicht selbst verabreichen konnten, die Pillen auch wirklich
verfüttert hat. Ich habe die Phosphorinjektionen stets selbst aus-
geführt. Mir hat niemals für solche Zwecke ein Diener zur Verfügung gestanden.

Die Ergebnisse der Phosphorwirkung bei Tieren
lassen sich für die Deutung diffuser entzündlicher Prozesse der Leber, insbesondere der atrophischen Leberzirrhose restlos verwerten.

Nach allgemeiner Uebereinstimmung ist das anatomische Verhalten der Leber bei der atrophischen Leberzirrhose dahin zu
charakterisieren, daß auf der Oberfläche des Organs größere und
kleinere Prominenzen sichtbar sind, daß das Organ sehr derb und
fest ist, beim Durchschneiden häufig ein knirschendes Geräusch
gibt und meist ein blaßgelbliches Aussehen hat. Unerwähnt blieb
bisher die nicht unwichtige Tatsache, daß nach dem Durchschneiden des Organs die Durchschnittsfläche sich meist
glatt erweist — was am besten durch Hinüberstreichen mit
dem Finger feststellbar ist — und keine Prominenzen hervortreten läßt, obwohl die gegenseitigen Beziehungen des Leber-
parenchyms zum Bindegewebe die gleichen sind wie in den der
Oberfläche des Organs zunächst gelegenen Schichten, und nach
den gegenwärtigen Anschauungen über die Beziehungen des Leber-
parenchyms zum Bindegewebe ein analoges Hervortreten auf der
Schnittfläche vorausgesetzt werden müßte wie auf der Oberfläche;
wenn wirklich der ganze Prozeß auf einer Neubildung des interstitiellen Bindegewebes beruhte und das Lebergewebe bzw. einzelne
oder ganze Gruppen von Leberazinis infolge der allgemein an-
genommenen Schrumpfung durch das neugebildete Bindegewebe
untergingen.

Auch die Frage nach der Größe der Leber im Anfangs-
stadium der einfachen atrophischen Leberzirrhose ist noch nicht
endgültig gelöst.

Liebermeister (44) war der Ansicht, daß im Beginn der Zirrhose durch die Wucherung des interlobulären Gewebes eine sehr beträchtliche Vergrößerung des Organs verursacht werden kann. Er berief sich hierbei auf eine Beobachtung, die eine Zustimmung zu seiner Ansicht erzwingen würde, wenn die Deutung ausgeschlossen werden könnte, daß es sich um eine der verschiedenen Formen von hypertrophischer Leberzirrhose mit dem Ausgang in akute Leberatrophie gehandelt habe.

Hallmann (34) erklärte, daß durch die Hypertrophie und Induration des interlobulären Bindegewebes die Lobuli eingeschnürt werden. Abgesehen von der mikroskopischen Feststellung einer Vermehrung des Bindegewebes suchte er den Beweis für seine Ansicht durch Kochen übereinstimmend großer Stücke von einer gesunden und einer zirrhotischen Leber zu erbringen. Er erhielt nach 18stündigem Kochen aus letzterer eine fünffach größere Menge Leim wie aus ersterer. — Als ob der alleinige Untergang von Leberzellen nicht vollkommen ausreichte, um in einem Stücke einer zirrhotischen Leber mehr Leim nachzuweisen wie in einem gleich großen hauptsächlich aus Leberzellen bestehenden Stücke.

Nach Klebs (41), der wie Bamberger die mit Bindegewebsneubildung einhergehenden Prozesse als Hepatitis interstitialis bezeichnete, wird diese mit der Ablagerung lymphatischer Elemente in die Adventitia der kleinen Portalgefäße eingeleitet. Später folgt derselbe Prozeß in den erweiterten Spalträumen der Glisson'schen Kapsel und zwischen den peripherischen Abschnitten der Leberzellenschläuche (41, S. 435).

Dagegen sprach Todd (65) schon im Jahre 1857 die Ansicht aus, daß die Leberzirrhose von Anfang an, wenn sie nicht mit fettigen oder amyloiden Veränderungen kompliziert ist, zur Atrophie führt. Die geschrumpfte Leber, die allein als Zirrhose bezeichnet werden sollte, geht nicht aus einer Vergrößerung der Leber hervor. Es handelt sich wesentlich um eine Atrophie. Der Zerstörungsprozeß beginnt in den Leberzellen; die krankhaften Veränderungen der Glisson'schen Kapsel und der größeren Portalkanäle sind eine Folge, aber nicht die Ursache der Krankheit des Parenchyms.

Auf dem gleichen Standpunkt steht Rosenstein (60). Er erklärte, daß ihm kein Fall bekannt sei, in welchem während des Lebens festgestellt und durch die Autopsie bestätigt ist, daß eine anfänglich stark vergrößerte Leber durch allmähliche Schrumpfung unter Entwicklung aller bekannten Stauungserscheinungen bis zu dem bei Laennec'scher Zirrhose oft auf die Hälfte der normalen Leber herabgehenden Volumen und Gewicht verkleinert gefunden wurde.

Gegen die Anschauung von der primären Erkrankung des interstitiellen Gewebes der Leber bei atrophischer Leberzirrhose hat besonders Wagner (72) wie früher Todd (65) Einspruch erhoben.

Nach Wagner's Ansicht scheinen die ersten Veränderungen bei granulierter Leber stets oder fast stets in der Peripherie der Azini selbst, nicht im interazinösen Gewebe vor sich zu gehen. Die Azini werden dadurch von außen nach innen immer mehr verkleinert, das interazinöse Gewebe nimmt scheinbar an Menge zu. Die Art und Weise der Umwandlung des Lebergewebes in das fibröse Gewebe ist bei der granulierten Leberinduration im einzelnen sehr schwer nachweisbar, weil diese Degeneration an Kapillaren und Leberzellenschläuchen gleichzeitig oder kurz nach einander erfolgt. Immerhin besteht die wesentliche Veränderung bei der granulierten Leberinduration in einer fibrösen Umwandlung zuerst mit Verengerung, später mit Verödung zuerst der in der Peripherie der Azini liegenden, dann der übrigen Kapillaren. Der Umwandlung geht eine Wucherung der Kapillarkerne und eine speckähnliche Verdickung der Kapillarwand vorher; die Kapillaren werden vollständig undurchgängig. Die neben solchen Kapillaren liegenden Leberzellenschläuche werden schmaler und atrophieren. An denjenigen Stellen der Leber, wo keine Umwandlung von Leberparenchym in kernhaltiges fibröses Gewebe stattfindet, sind die Leberzellen entweder vollkommen normal oder sie sind stark fettig infiltriert, meist auffallend reich an Gallenfarbstoff (S. 462).

Ackermann (1) war der Meinung, daß der Ursprung der atrophischen Leberzirrhose in einer Erkrankung der Leberzellen, weiterhin in den interazinösen Arterienzweigen und den aus ihnen hervorsprossenden weiten und langgestreckten Kapillargefäßen gesucht werden muß. Später (3) erklärte er, daß die Leberzirrhose, insoweit sie in interstitieller Bindegewebsentwicklung besteht, nicht einen Krankheitsvorgang darstellt, sondern einen sekundären, reaktiven, ja salutären Prozeß bedeutet, welcher die nachteiligen Wirkungen des primären Vorganges, der Leberzellenerkrankung zwar nicht zu beseitigen, aber doch einzuschränken und zu verzögern imstande ist. Unter Bezugnahme auf die Ergebnisse der Versuche mit Phosphor, bei denen von Aufrecht und Krönig die Erkrankung der Leberzelle als der primäre Prozeß und die Veränderungen im interstitiellen Gewebe als sekundärer Vorgang angesehen wurden, erklärte er die Alkohol- und die Phosphorzirrhose nicht nur in histologischer, sondern auch in genetischer Beziehung für gleichbedeutende Prozesse, ohne gerade die Möglichkeit von Differenzen in Einzelheiten, etwa in den die Degeneration der Leberzellen zusammensetzenden Vorgängen, auszuschließen (3).

Einer Klärung der einander vielfach widersprechenden Ansichten über die Genese der atrophischen Leberzirrhose darf die zweifellose Tatsache zugrunde gelegt werden, daß bei diesem Leiden die dem interazinösen Gewebe der Leber entsprechenden Abschnitte verbreitert sind. Diese Verbreiterung bildet ringförmige, oder richtiger gesagt schalenförmige Umwallungen einzelner oder mehrerer Azini, die je nach der Breite der Ringe ausnahmslos mehr oder weniger verkleinert sind. Wie entstehen diese Umwallungen? Die meisten Autoren nehmen an, durch Neubildung von Bindegewebe, das aus einer Zellvermehrung hervorgeht. Klebs (41) sagt freilich, daß eine Zellvermehrung bisweilen vermißt wird. — Manche meinen, daß da, wo dieselbe nicht vorhanden ist, ein schon weit vorgerücktes Stadium zur Untersuchung gekommen ist.

Aber der Nachweis, daß aus den tatsächlich bisweilen in reicher Zahl zwischen den verkleinerten Azinis vorhandenen Zellen Bindegewebe hervorgegangen wäre, ist in keiner Weise erbracht worden.

Dem pathogenetischen Verhalten ist vielmehr die Tatsache zugrunde zu legen, daß neben der Verbreiterung des interstitiellen Gewebes ausnahmslos eine Verkleinerung der Azini besteht; das eine kommt ohne das andere nicht vor. Dieses Verhalten wird allgemein dahin gedeutet, daß unter der Retraktion des interazinös neugebildeten Bindegewebes der Schwund der Leberzellen zustande kommt. — Dagegen habe ich schon oben geltend gemacht, daß man dann nicht nur auf der Oberfläche der Leber, sondern auch auf dem Leberdurchschnitt ein Prominieren der aus Leberparenchym bestehenden Knötchen festzustellen in der Lage sein müßte; was nicht der Fall ist. Ferner fehlt, wie eben gesagt ist, der Nachweis einer Neubildung von Bindegewebe. Es liegt darum weitaus näher, den ersten Ausgangspunkt der Erkrankung bei der atrophischen Leberzirrhose nach dem Vorgange von Todd, Wagner und Ackermann, so wie dies von mir, Krönig und Hering für die Veränderungen der Leber nach Phosphor erwiesen ist, in die Leberzellen zu verlegen.

Diese Annahme einer primären Erkrankung der Leberzellen aber läßt sich zu voller Sicherheit erheben durch den Nachweis, daß bei der atrophischen Leberzirrhose ein allmählicher, von der Peripherie nach dem Zentrum des Azinus vorschreitender Untergang der Leberzellen stattfindet und ein Restbestand derselben den Hauptanteil an der Verbreiterung des interazinösen Gewebes bildet. Durchmustert man eine Reihe von Präparaten, die nach der von mir (17) angegebenen Methode mit dem Biondi-Heidenhain'schen Dreifarbengemisch hergestellt sind, dann finden sich in der Peripherie der verkleinerten Azini große und kleine Leberzellen. Erstere haben bisweilen mehrere Kerne, ja nicht selten so viele Kerne, daß sie mit Recht als Riesenzellen ange-

sprochen werden können. Die kleinen Zellen sind häufig spindel-
förmig und ihre Kerne haben die gleiche Form oder sind rundlich.
Sie haben eine blaue Farbe, das spindelförmige Protoplasma dagegen ist von rötlichem Aussehen (vgl. die Abbildungen an der angegebenen Stelle). Vielfach aber sind gar keine Kerne mehr vorhanden; man sieht, am besten mit Hilfe von Immersionssystemen,
nur noch aneinander gelagerte spindelförmige Gebilde von rötlichem
Aussehen. Derartig verkleinerte, auch noch kernhaltige Leberzellen aber kommen weitab von den noch normalen Zellen des
verkleinerten Azinus mitten in dem als interstitiell angesehenen
Gewebe vor. Sie erweisen unzweideutig, daß an den Stellen, die
bei der Zirrhose für interazinös gehalten werden, vorher der peri-
pherische Abschnitt des Leberazinus bestanden hat, also erst durch
seine Verkleinerung der Raum für die Verbreiterung der Interstitien
geboten worden ist.

Bisweilen aber kommen Fälle von Leberzirrhose zur Untersuchung, wo die Interstitien zwischen den Azinis von kleinen
Kernen dicht erfüllt und Leberzellen mit zahlreichen Kernen zwar
auch vorhanden sind, aber spärlicher vorkommen. Hier scheint
es sich um frischere Stadien des Prozesses zu handeln. Wahrscheinlich sind alle die kleinen Kerne aus den mit zahlreichen
Kernen versehenen Leberzellen hervorgegangen. Denn mit den
unter normalen Verhältnissen im interazinösen Bindegewebe vorhandenen Zellen haben sie keinen Zusammenhang. Diese sind nur
insoweit verändert, als ihre meist ovalen, aber auch rundlichen
Kerne eine beträchtliche Größe und ein auffallend helles Aussehen
haben.

Im Uebrigen besteht eine Verdickung der Wand kleinerer Gefäße und eine Schwellung der Epithelien der feineren Gallengänge.
Nur an einzelnen Stellen finden sich Häufchen von kleinen Rundzellen, die eine intensiv dunkle Farbe angenommen haben. Auf
deren Herkunft wird weiterhin zurückzukommen sein.

Ich schließe aus diesen Befunden, daß die Verbreiterung des
zwischen den Azinis vorhandenen Gewebes nicht aus einer Bindegewebsneubildung, sondern aus einer Umwandlung der Leberzellen
in schmale, kernlose Spindeln hervorgeht, die zusammen mit den im
normalen Zustande vorhandenen Gewebsbestandteilen das zwischen

den verkleinerten Azinis liegende Material darstellen. Bei der atrophischen Leberzirrhose handelt es sich nicht um eine Schrumpfung durch neugebildetes Bindegewebe, sondern um ein Zusammensinken der Interstitien nach Verkleinerung der Azini bzw. einer Gruppe von Azinis. Denn die schmalen kernlosen Spindeln, die zunächst aus den im Azinus peripherisch gelegenen Leberzellen hervorgehen, nehmen einen bei weitem kleineren Raum ein wie die Leberzellen selbst.

Die klare Einsicht in dieses Verhalten wird freilich nicht selten getrübt entweder durch eine hochgradige Verfettung der noch vorhandenen Zellen der verkleinerten Azini oder durch eine akute Atrophie derselben. Ersteres kommt verhältnismäßig häufig vor: dann entsteht in der Tat der Eindruck, als ob die noch vorhandenen Leberzellen von dem interazinösen Gewebe scharf abgesetzt wären, zumal wenn ungefärbte Präparate untersucht werden oder ein anderes Färbungsmittel als das genannte angewendet wird. Allem Anschein nach setzt überhaupt die Verfettung der Leberzellen ihrer Umwandlung in spindelförmige Gebilde eine Grenze, so daß unter solchen Verhältnissen allmähliche Uebergänge gänzlich vermißt werden.

Die akute Atrophie der noch vorhandenen Zellen der verkleinerten Azini kommt verhältnismäßig selten vor. Daß sie aber vorkommt, halte ich für erwiesen durch die klinischen Symptome (finaler Ikterus bei hochgradigem Aszites, tagelang andauerndes Koma) und den mikroskopischen Befund (totaler Untergang der als solche durch ihre Form allein noch kenntlichen Leberzellen).

Zu analogen Ergebnissen wie mit Phosphor bezüglich der Leber bin ich mit Kantharidin bezüglich der Einwirkung auf die Nieren gelangt. Meine Kantharidinversuche, 17 an der Zahl, von denen ich 8 eingehender beschrieben habe (13, Heft 2, S. 19), ergaben gleichfalls, daß zunächst durch eine maximale Einzeldosis, wenn sie einen tödlichen Erfolg hat, nur das Parenchym der Niere erkrankt und erst in Fällen, wo die Applikation einer gleich großen Dosis öfter ertragen wird, interstitielle Prozesse sich hinzugesellen, die sogar bis zur Nierenschrumpfung führen können. Ich berichte hier nur über zwei Versuche, um die Vorgänge zu charakterisieren.

Versuch 1. Ein mittelgroßes Kaninchen erhält 0,0025 Kantharidin subkutan. Am nächsten Morgen wird es tot aufgefunden. Die Nieren sind vergrößert; die linke ist 35 mm lang, 21 dick, 25 breit, die rechte 36 mm lang, 21 dick, 16 breit. Sie sind von gleichmäßig trübem Aussehen. Die Harnblase zeigt auf ihrer Serosa einige punktförmige Hämorrhagien und ist fast vollständig ausgefüllt von einem mehr als haselnußgroßen Blutgerinnsel. Bei der mikroskopischen Untersuchung frischer Objekte von den Nieren finden sich in der umgebenden Flüssigkeit ebenso wie in den Harnkanälchen zahlreiche Zylinder. Im übrigen ergibt die Untersuchung der frischen Niere in gleicher Weise wie die der gehärteten folgendes: Das Epithel der Malpighi'schen Kapseln ist sehr geschwollen; in einzelnen Epithelzellen, und zwar in den der Kapselwand zugewendeten Abschnitten, liegen hellglänzende rundliche oder ovale Gebilde, die bisweilen mehr als die Hälfte des Raumes der Epithelzelle einnehmen. Die Epithelien der Gefäßknäuel selbst sind gleichfalls geschwollen, und sehr viele von ihnen enthalten gleiche hellglänzende meist kugelige Gebilde wie die Kapselepithelien. Die Harnkanälchenepithelien sind durchweg gleichmäßig getrübt und enthalten in unendlich reicher Zahl ähnliche kugelige oder ovale Gebilde wie die Epithelien der Glomeruli, sowohl in ihrem oberen, d. h. dem Lumen zugewendeten, als auch in ihrem unteren Teile. Das Lumen der Kanälchen ist meist beträchtlich eingeengt durch die geschwollenen Epithelien. Das gesamte interstitielle Gewebe mit Einschluß der Glomeruluskapseln, ebenso die Gefäße zeigen keine Veränderung.

Versuch 8. Ein mittelgroßes Kaninchen erhält in einem Zeitraum von 23 Tagen 11 Injektionen von je 0,0025 Kantharidin und nach einer Pause von 2 Monaten — weil es Junge geworfen hatte und dieselben säugte — innerhalb eines Monats 12 Injektionen der gleichen Dosis. 4 Wochen später starb es.

Die Sektion ergab: Das Herz ist vergrößert, teils durch Verdickung der Ventrikelwand, teils durch Erweiterung der Herzhöhlen. Die Wand des linken Ventrikels ebenso wie das Septum messen 5 mm. — Die linke Niere ist 30 mm lang, 16 dick, 20 breit. Ihre Oberfläche ist außerordentlich unregelmäßig durch Einziehungen von verschiedener Größe und Konfiguration. Entsprechend dem Uebergange von der vorderen zur hinteren Fläche ist der ganze bei der normalen Kaninchenniere stumpfe Rand gleichmäßig eingezogen, von hyalin-grauem Aussehen und mit unregelmäßigem Rande von der Rindensubstanz der vorderen sowie der hinteren Fläche abgesetzt. Auf diesen Flächen sind reichliche einzelstehende Einziehungen von Linsen- bis unter Stecknadelknopfgröße sichtbar. An den eingezogenen Stellen erweist sich die Rindensubstanz auf dem Durchschnitt beinahe nur halb so breit wie an den intakten Stellen.

Die rechte Niere ist aus ihrer Kapsel etwas schwer ausschälbar, 30 mm lang, 15 dick, 20 breit. Sie zeigt gleichfalls an verschiedenen Stellen verschieden große, blasse Einziehungen, denen entsprechend die Rinde beträchtlich verschmälert ist. Die ausgedehntesten Einziehungen sind auch hier am konvexen Rande des Organs vorhanden.

Mikroskopisch ließ sich feststellen: Innerhalb der eingezogenen Abschnitte sind die Glomeruli meist sehr beträchtlich verkleinert. Nicht wenige haben nur einen Durchmesser von 45 oder 54 μ, während an den normalen Stellen der Durchmesser 135 μ beträgt. An jenen sind Gefäßschlingen gar nicht mehr sichtbar; statt derselben nur ein Häufchen unregelmäßig gelagerter Zellen; bisweilen sind auch diese nur undeutlich zu sehen. Das Epithel der Kapsel ist meist defekt, aber doch in genügender Reichlichkeit vorhanden, um überall eine Schwellung desselben feststellen zu können. Die Kapselwand ist beträchtlich verdickt, von streifigem Aussehen, mit großen ovalen oder rundlichen Kernen versehen. Die in der Umgebung der Glomeruli liegenden Harnkanälchen sind ausnahmslos verengt, sehr viele in so hohem Grade, daß ein Lumen gar nicht vorhanden ist. Ueberall sind ihre Epithelien in helle, großkernige Zellen mit blassem Protoplasmahofe umgewandelt. In manchen Kanälchen liegen starke Fibrinzylinder. Die Interotition zwischen allen diesen veränderten Kanälchen sind außerordentlich stark verbreitert und in denselben zahlreiche große ovale oder rundliche Kerne sichtbar. An den Gefäßen ist mit Bestimmtheit nur eine beträchtliche Schwellung der Adventitiazellen zu konstatieren.

In den makroskopisch scheinbar unveränderten Abschnitten der Nierenrinde, die zwischen den einzelnen eingezogenen Stellen hervorragen, zeigen sich vielfach nicht unwesentliche Abweichungen vom normalen Verhalten. An einzelnen Glomerulis sind die Epithelien der Kapsel sowie diejenigen der Gefäßschlingen geschwollen; in den Epithelien der letzteren sind ebensolche hellglänzende Kugeln sichtbar wie bei dem hier beschriebenen Versuch 1. Nicht selten finden sich auch verkleinerte Glomeruli. Die Interstitien sind hier und da durch Kernschwellung verbreitert, an anderen Stellen intakt. Die Epithelien der Harnkanälchen zeigen sich fast durchweg körnig getrübt.

Also ist durch Kantharidinanwendung in den, eine besondere Affinität zu diesem Gift besitzenden Nieren bei raschem, schon nach einer maximalen Dosis tödlichem Verlauf ausschließlich eine Erkrankung des Parenchyms herbeigeführt worden. In Fällen dagegen, wo die Versuchstiere eine öftere Wiederholung genau gleich großer maximaler Dosen vertragen haben, folgt eine Erkrankung des interstitiellen Gewebes nach; ja es kann zu Schrumpfungsprozessen kommen, die eine gewisse Aehnlichkeit mit denen bei menschlicher Schrumpfniere haben.

Eine Uebersicht der bis hierher mitgeteilten Befunde erweist, daß die Parenchyme: Muskeln, Nerven, Leberzellen zwar in einzelnen Fällen durch die ihnen zugefügte Schädigung vollständig untergehen können, in anderen Fällen aber bei gleichen ursächlichen Bedingungen trotz der anfangs übereinstimmenden anatomischen Veränderungen zu einer Restitution oder Regeneration gelangen. Hieraus ergibt sich, daß die hier geschilderten Prozesse nur dann einen degenerativen Charakter haben, wenn das befallene Gewebssystem (Muskeln bei Spinalparalyse) oder der Gesamtorganismus (Leber bei Phosphorvergiftung, Nieren bei Kantharidinvergiftung) zugrunde gehen, aber nicht, wenn bei gleichen ursächlichen Bedingungen die Muskeln, die Leber, die Nieren wieder vollkommen funktionsfähig werden, d. h. zum normalen Zustand zurückkehren. Da aber die Folgen einer Muskeldurchschneidung, die Folgen der Einwirkung größerer Phosphordosen auf die Leber, größerer Kantharidindosen auf die Nieren als entzündliche angesehen werden dürfen und in letzterem Falle nicht nur das Parenchym, sondern bei längerer öfterer Einwirkung des Giftes auch das interstitielle Gewebe in Mitleidenschaft gezogen wird, liegt doch alles Recht vor, nicht von einer parenchymatösen Degeneration, sondern von einer parenchymatösen Entzündung zu sprechen, die in einzelnen Fällen den Ausgang in Degeneration nimmt.

Wenn wir nun schon die Existenz einer parenchymatösen Entzündung gelten lassen wollen, so ist damit noch nicht erwiesen, daß sie ein primärer aktiver Vorgang ist. Wenn eine Muskeldurchschneidung stattgefunden hat, sind doch auch Bindegewebe und Gefäße mitbetroffen; wenn bei einer Spinalparalyse der gleiche Prozeß an den Muskeln vor sich geht, sind vorher die Rückenmarkszellen und die peripherischen Nerven erkrankt gewesen und letztere zweifellos bis zu ihrer Endausbreitung in den Muskelfasern; wenn durch Phosphor experimentell eine parenchymatöse Hepatitis oder beim Menschen durch eine gleichfalls von außen her eingeführte Schädlichkeit, z. B. durch Alkohol, eine freilich sehr chronisch verlaufende atrophische Leberzirrhose zustande kommt, müssen die Gifte erst die Blutgefäße passiert haben, bevor sie zu den Parenchymen gelangen können. Sollte da die Vermutung nicht gerechtfertigt sein, daß die Gefäßwände zuerst geschädigt werden und die parenchymatöse Entzündung nachfolgt?

Diese Frage habe ich mir vorgelegt. Sie hat mich auf den Gedanken gebracht, Experimente auszuführen, bei denen das Parenchym direkt ohne Vermittlung der Blutgefäße oder des Bindegewebes getroffen werden mußte. Das Organ, welches sich meiner Voraussetzung nach hierzu am besten eignete, war die linke Niere des Kaninchens.. Einseitige Ureterunterbindungen sollten mir Aufklärung schaffen.

Unter Hinweis auf die ausführliche Beschreibung der Einzelversuche (12) berichte ich hier nur das, was für die vorliegende Frage in Betracht kommt. Wenn die Versuchstiere innerhalb der ersten 3 Tage nach der Ureterunterbindung getötet wurden, fanden sich die Epithelien, hauptsächlich der gewundenen Kanälchen, stark getrübt durch dunkle Körnchen und hellglänzende Fetttröpfchen. In ihrem Lumen lag eine außerordentlich große Zahl von hyalinen Zylindern. Die geraden Kanälchen waren sehr erweitert. Die Blutgefäße und das interstitielle Gewebe aber waren vollkommen intakt. Erst später, etwa vom 6. Tage ab, und je später, desto ausgesprochener, war eine beträchtliche Verbreiterung der Harnkanälcheninterstitien und der Kapseln der Malpighi'schen Körperchen durch zahlreich sichtbare Zellen erfolgt. Auch in den Glomerulis trat eine große Zahl von Zellen hervor. Die Epithelien der geraden Kanälchen waren ebenso stark getrübt wie die der gewundenen. Aber weder innerhalb dieser Zeit noch bei längerer, bis 42 tägiger, Dauer der Unterbindung war ein Zerfall oder Untergang der anfangs mit Körnchen und Fetttröpfchen gefüllten Epithelien sichtbar. Aus ihnen waren etwas kleinere Zellen hervorgegangen, die voneinander deutlich abgegrenzt waren und bei gut sichtbarem Kern ein gleichmäßig helles, mattglänzendes Protoplasma hatten. Sie lagen regellos im Lumen der Kanälchen. An manchen Stellen aber saßen auf der Kanälchenwand zarte blasse Epithelien in regelmäßiger Anordnung.

Somit hatte die Ureterunterbindung bei direkter, nicht durch die Gefäße vermittelter Schädigung der Harnkanälchenepithelien wohl eine parenchymatöse Erkrankung, aber keine Zerstörung herbeigeführt. An denselben ist nicht eine passive Degeneration, sondern ein aktiver Prozeß vor sich gegangen, welcher die Erhaltung der Zelle zum Ziel gehabt hat.

Der Befund an den Nierenepithelien ebenso wie der an entzündeten Muskeln, aus deren Fasern die kernhaltigen Muskel-

platten hervorgehen, ließen mich die Ansicht aussprechen, daß die
Parenchyme infolge der Entzündung zu ihrem protoplasmatischen
Zustand zurückkehren, in welchem sie unfähig sind, ihre spezifischen
Funktionen zu erfüllen, aber die Grundlage für den Wiederaufbau
der normalen funktionsfähigen Struktur gewahrt haben.

Besondere Bedeutung für die Bejahung der Frage,
ob die Erkrankung des Nierenparenchyms nach Ureterunterbindung einem aktiven Prozesse an den Epithelien
entspricht und als Entzündung aufzufassen ist, hat der
Befund von hyalinen Zylindern im Gefolge der Ureterunterbindungen.
Ich habe nachweisen können, daß in den Epithelien der Harnkanälchen hyalin aussehende Kugeln entstehen, aus ihnen hervorragen und dann in das Lumen der Harnkanälchen hineingelangen,
wo sie zu Zylindern zusammenschmelzen. Daß es sich hierbei um
eine aktive Leistung, eine Sekretion der Epithelien, nicht um einen
degenerativen Prozeß handelt, geht zunächst aus der Tatsache
hervor, daß die Epithelien überall erhalten bleiben, ferner aus der
Beobachtung, daß die Zylinder gerade in den ersten Tagen nach
der Unterbindung des Ureters in größter Reichlichkeit vorhanden
sind, weiterhin aber an Zahl beträchtlich abnehmen und bei längerer
Dauer der Unterbindung, trotz stetig zunehmenden Druckes, auf die
Epithelien unter Erweiterung der Harnkanälchen gar nicht mehr
nachweisbar sind. Die Epithelien haben eben bei längerer Dauer
der Unterbindung die erwähnte Umwandlung erfahren und sind
nicht mehr imstande, solche hyaline Kugeln zu produzieren.
Uebrigens haben Cornil (28), Strauß und Germont (63), sowie
Verhoeve (67) bei Wiederholung der Unterbindungsversuche meine
Angaben bestätigt.

Im Anschluß hieran ist zu bemerken, daß, so wie früher Key (39),
Rovida (61), Oedmansson, Beyer (24), Oertel (53) dafür eingetreten
sind, daß die Harnzylinder ein Sekretionsprodukt der Harnkanälchenepithelien
darstellen, auch jetzt die gleiche Ansicht als die maßgebende angesehen werden
darf und die Herleitung der Harnzylinder von einer albuminösen Absonderung
aus dem Blute nicht anerkannt werden kann. Lubarsch (46) erklärt es für
den Schlußstein seiner Beweisführung, daß die (an der angegebenen Stelle eingehend beschriebenen) „Tropfen aus dem Protoplasma der Epithelien entstehen
und schließlich durch das aus dem Blutstrome austretende Transsudat oder
Exsudat zu soliden Zylindern verklebt werden". — Wallerstein (75) sagt:
Epitheliale, granulierte und hyaline Zylinder entstehen aus dem Epithel.

Neben den als Sekretionsprodukt der Epithelien zu betrachtenden Harnzylindern kommen auch breite Formen in den Sammelkanälchen der Niere vor, wo die Substanz der Epithelien entweder teilweise oder gänzlich in die Zylinder aufgegangen ist. Ich habe sie hauptsächlich in Choleranieren, auch bei dem von mir beschriebenen Falle von experimenteller Pilzvergiftung (18) gesehen. Ihre Entstehungsweise aber ist die gleiche wie die der reinen hyalinen Zylinder. Der Unterschied liegt nur darin, daß das Leben der Zelle in statu nascendi des Zylinders erloschen ist.

Der Vollständigkeit halber sei hier bemerkt, daß es außerdem, der Entstehungsweise nach, nur noch eine Art von Zylindern gibt. Diese gehen aus der Umwandlung von reinem Blut hervor, das in die Kapseln der Malpighi'schen Körperchen und in die Harnkanälchen ausgetreten ist (21, S. 81).

Die Nierenveränderungen nach Ureterunterbindungen dürfen als sicherster Beweis für die Berechtigung der Annahme einer primären parenchymatösen Entzündung angesehen werden. Die Harnkanälchenepithelien sind zweifellos die zuerst betroffenen Gewebsbestandteile. In den ersten Tagen nach der Ureterunterbindung sind weder an den Gefäßen noch im interstitiellen Gewebe Veränderungen sichtbar; nur an den Epithelien. Sie degenerieren aber nicht und zerfallen nicht, sondern bleiben als kleine Zellen mit hellem, mattglänzendem Protoplasma zurück. Ob die erwähnten zarten, blassen Epithelien, die an manchen Stellen der Kanälchenwand in regelmäßiger Anordnung aufsaßen, als regenerierte anzusehen sind, muß ich dahingestellt sein lassen. Wahrscheinlich ist dies der Fall, zumal in Anbetracht der Beobachtungen von Thorel (64) über Regenerationsvorgänge bei der Chromnephritis und von Heinecke (35) bei der Sublimatvergiftung. Auch bei der menschlichen Nephritis sind von Kelsch (38) Regenerationsvorgänge beschrieben worden. Er hat bei der Choleraniere bisweilen inmitten der geschwollenen, körnig getrübten und verfetteten Rindensubstanz einige starke Kanälchen angetroffen, die kein zerfallenes, verfettetes Epithel enthielten, sondern eine Lage sehr junger kleiner Zellen, die sich mit Pikrokarmin vollkommen gut färbten und das Lumen der Kanälchen so weit frei ließen, wie er es sonst noch niemals gesehen hatte.

Dementsprechend darf auch beim Menschen eine primäre parenchymatöse Entzündung der Niere statuiert werden. Daß sie bei tödlich verlaufenden Fällen sich in ihren Anfängen befinden kann, also über das Stadium der trüben

Schwellung, der scheinbaren Degeneration nicht hinausgekommen zu sein braucht, liegt auf der Hand. Aber wenn klinisch bei tödlich verlaufenden Fällen. ebenso wie bei vollkommen Genesenden die gleichen Symptome (Albumen, Zylinder, Oedeme) vorhanden sind, so darf doch angenommen werden, daß die gleichen Veränderungen der Nieren von vorn herein bestanden haben, also muß in letzteren Fällen eine vollkommene Restitution der Harnkanälchenepithelien zustande gekommen sein.

Ein typisches Beispiel für die verschiedenen Ausgangsweisen ist die Nephritis bei kruppöser Pneumonie. Wenn während des Höhestadiums dieser Krankheit eine große Eiweißmenge und eine enorme Zahl von Zylindern im Harn nachweisbar ist und infolge der Schwere der Krankheit, aus Gründen, die von der Nierenerkrankung unabhängig sind, der Tod eintritt, dann ist in den Nieren ausschließlich eine Erkrankung der epithelialen Elemente nachweisbar. Schwindet aber bei ganz gleichen Befunden im Harn mit der pneumonischen Krise jedes krankhafte Zeichen von seiten der Nieren, dann kann es sich doch wohl in Anbetracht der Ausscheidung von zahlreichen Zylindern nicht um eine febrile Albuminurie, sondern nur um denjenigen Prozeß gehandelt haben, der bei tödlichem Ausgang sich als parenchymatöse Nephritis erwiesen hätte. Die Nierenepithelien müssen eine Restitution oder eine Regeneration erfahren haben, wenn das Verhalten der Nieren ein vollkommen normales geworden ist. In anderen Fällen aber können aus noch unbekannten Gründen Albuminurie und Zylindrurie auch über den Ablauf der Pneumonie hinaus, eine Zeit lang fortbestehen und dann erst zur Heilung gelangen, ein Beweis, daß die Erkrankung auf die Harnkanälchenepithelien beschränkt geblieben ist. Aber auch tödliche Ausgänge kommen im späteren Verlauf dieser Erkrankung vor und dann ist dieselbe von den Epithelien auf das interstitielle Gewebe übergegangen. Zu den Seltenheiten dürfte der Ausgang in Schrumpfniere gehören. Eisenlohr (30a) hat einen solchen Fall beschrieben. Eine syphilitische Infektion war voraufgegangen.

v. Kahlden (37) erklärte auf Grund seiner eingehenden Untersuchungen: Bei der im Gefolge von Pneumonie auftretenden Nephritis stehen immer im Vordergrunde degenerative Veränderungen am Epithel der Harnkanälchen, die sich in Verfettung und Desquamation äußern und in manchen Fällen auf die Epithelien der gewundenen Harnkanälchen beschränkt bleiben; in anderen Fällen aber mit großer Regelmäßigkeit auch den aufsteigenden Schenkel der Henle'schen Schleifen befallen. Dabei kann das Glomerulusepithel intakt oder wenigstens fast ganz intakt sein; jedenfalls ist es niemals in so ausgedehnter Weise in Desquamation begriffen, wie das der Harnkanälchen. Später kommt es zu einer kleinzelligen Infiltration des Labyrinths, verbunden mit einem geringgradigen Oedem.

Wenn wir mit v. Kahlden die Veränderungen am Epithel bei der im Gefolge der Pneumonie auftretenden Nephritis als degenerative bezeichnen und nicht als entzündliche ansehen würden, dann müßten wir zusammengehörige Prozesse geradezu auseinander reißen. Denn da die Erkrankung dieses Epithels in allen Nephritisfällen eine gleichartige ist, hätten wir es nur bei tödlichen Fällen mit einer Degeneration, dagegen beim Ausgang in Genesung mit einer nur auf dem Wege der Entzündung möglichen Regeneration zu tun. Darum ist es richtiger, in allen Fällen von einer entzündlichen Erkrankung zu sprechen. Die durch Autopsie festgestellte parenchymatöse Degeneration ist nur der in den Anfängen gebliebene Prozeß, der im weiteren Verlauf, d. h. bei günstigem Ausgang, zur Regeneration geführt hätte.

Uebrigens habe ich in Rücksicht auf diese verschiedenen Verlaufsweisen schon vor Jahren empfohlen (14), an Stelle von „parenchymatöser Nephritis" die Bezeichnung „tubuläre Nephritis" zu wählen. Sie sagt nur aus, daß die Harnkanälchenepithelien der primäre Sitz der Erkrankung sind und läßt die Beurteilung frei, wann daselbst degenerative und wann regenerative Prozesse stattgefunden haben. Andererseits sollte damit der Gegensatz zu denjenigen Formen von Nephritis bekundet werden, die von den kleinsten Gefäßen der Niere, insbesondere von den Vasa afferentia der Glomeruli ausgehen und von mir als vaskuläre Nephritis bezeichnet worden sind.

Den Namen „tubuläre Nephritis" hat Aschoff akzeptiert (5). Er versteht darunter, genau so wie ich, „das, was früher Nephritis parenchymatosa genannt worden ist". Er sagt (S. 448): „Alle lebenden Zellen, auch die Epithelien, können auf entzündliche Reize reagieren. Ist der Entzündungsreiz, was immerhin oft genug vorkommt, freilich so stark, daß er die Epithelzelle tötet, dann kann diese selbst nicht mehr reagieren. Deswegen spricht sich auch ein Teil der pathologischen Anatomen gegen die Existenz einer paren-

chymatösen Nephritis aus. Aber zwischen dem todbringenden und dem entzündungserregenden Reiz gibt es für die Epithelialzelle alle möglichen Zwischen-
stufen" .... „So lange die Schwellung der Kanälchenepithelien das Bild der
entzündlichen Reaktion beherrscht, an dem Gefäßbindegewebe und den Glomeruluskapseln nur geringe Veränderungen zu sehen sind, scheint es mir berechtigt, von einer tubulären Nephritis zu sprechen."

An die parenchymatöse Entzündung zumal der Nieren
schließt sich die Erkrankung des interstitiellen Gewebes
an. Sie ist ein Folgezustand der ersteren. Wenn ich hier
besonders auf die Nieren Bezug nehme, so geschieht es einesteils,
weil die meisten Forscher den Aufklärungsbemühungen auch über
diesen Teil der Entzündungsfrage die Untersuchung der Nieren zugrunde gelegt haben, andernteils, weil ich selbst die größte Bedeutung für die Lösung dieser Frage meinen Ureterunterbindungs-
versuchen beimesse. Die Ergebnisse der Unterbindung des Ductus
hepaticus für die Leber, des Ductus Stenonianus für die Speichel-
drüse dürften wohl analog sein.

Bei den erwähnten Ureterunterbindungen (12) waren die Interstitien der Harnkanälchen noch nach 6 tägiger Dauer der Unterbindung intakt, trotz beträchtlicher Veränderung der Epithelien.
Erst vom 6. Tage ab war eine ansehnliche Verbreiterung der
Interstitien zwischen den Harnkanälchen vorhanden. Hiermit hing
auch eine veränderte Kohärenz der einzelnen Teile zusammen.
Mikroskopische Schnitte ließen sich nun ganz bequem auspinseln,
während dies bei solchen aus gesunden Nieren wegen ihrer Brüchig-
keit fast unmöglich war, und auch bei Schnitten aus solchen
Organen, deren Ureter nur kürzere Zeit unterbunden war, nicht
besser glückte.

Bei der mikroskopischen Untersuchung dieser vom 6. Tage ab
verbreiterten Interstitien fanden sich in denselben große ovale Kerne,
die bei weitem größer waren wie weiße Blutkörperchen und noch
deutlicher und zahlreicher nach Fuchsinfärbung hervortraten. Durch
Zerzupfen der Präparate ließen sich einzelne dieser Kerne mitsamt
ihrem Protoplasma isolieren; dasselbe bildete einen ziemlich großen
Hof um die Kerne und hatte entweder eine spindelförmige oder
eine mehr unregelmäßige Gestalt. Manche Kerne zeigten eine Ein-
schnürung. Außerdem kamen kleinere rundliche Kerne zu zweien
oder dreien nebeneinanderliegend vor. Sie nahmen zusammen fast

nur die Größe eines einzelnen der erwähnten ovalen Kerne ein. Erst in Nieren, die 9 bis 12 Tage durch die Ureterunterbindung gelitten hatten, fanden sich die kleinen Kerne in größerer Zahl vor, und nach 23 tägiger Unterbindung überwogen sie fast jene größeren. Alle zeigten nach Fuchsinfärbung und Isolierung durch Zerzupfen einen kleinen hellen Protoplasmahof.

Nach 23 tägiger Dauer der Unterbindung (12, Vers. 8, S. 55) waren die Membranae propriae der Harnkanälchen ungleichmäßig stark verdickt. Die Kapseln der Malpighi'schen Körperchen waren durch eine große Zahl von Zellen sehr verbreitert, die Epithelien beträchtlich geschwollen. In den sehr verbreiterten Interstitien lagen große ovale und kleine rundliche Kerne, die ohne jedes Färbemittel sichtbar waren, nur traten sie, besonders die letzteren, nach Fuchsinfärbung in größerer Zahl hervor. Nach Zerzupfen der mit Fuchsin gefärbten Präparate fanden sich isoliert in der Flüssigkeit nicht nur jene ovalen großen, von einem länglichen oder unregelmäßig gestalteten Protoplasmahofe umgebenen Kerne, sondern auch die kleinen rundlichen, etwa 6 μ im Durchmesser haltenden Kerne, deren Protoplasma rund und von geringer Breite war. Die kleineren Gefäße waren allesamt sehr verdickt; ihre Muskularis und Adventitia war stärker geworden; in ersterer sah man die einzelnen glatten Muskelfasern häufig durch eine glänzend helle, feine Zwischensubstanz voneinander getrennt.

Eine Teilnahme weißer Blutkörperchen an der Bildung dieser in den Interstitien vorhandenen Zellen meinte ich ausschließen zu dürfen. Denn die großen von vornherein vorhandenen Zellen gestatteten keinen Vergleich mit denselben. Daß sie aber durch das Zusammenfließen weißer Blutkörperchen entstanden wären, dagegen sprach ganz bestimmt der Umstand, daß solche zu keiner Zeit vor ihnen im Gewebe sichtbar waren. Wohl aber durfte aus der Beobachtung, daß späterhin an die Stelle der großen Zellen zahlreiche kleinkernige traten, unter Berücksichtigung des Vorkommens unregelmäßig gestalteter eingeschnürter großer Kerne, der Schluß gezogen werden, daß eine Vermehrung der Zellen durch Teilung stattgefunden hat.

Nach Ausschluß des Zusammenhanges mit weißen Blutkörperchen ließ sich annehmen, daß alle diese Zellen aus den an

Ort und Stelle in den Interstitien vorhandenen Zellen hervorgegangen waren, die infolge entzündlicher Schwellung erst eine so
bedeutende Größe erreicht hatten, daß dadurch eine Verbreiterung
des interstitiellen Gewebes zustande gekommen war. In analoger
Weise erfolgte durch Schwellung der Zellen, welche die Gefäßwände zusammensetzen, eine Verdickung derselben (12, S. 63).

Den sichersten Beweis für die Richtigkeit der
Deutung dieser Vorgänge im interstitiellen Gewebe nach
der Ureterunterbindung boten mir Versuche, bei denen eine
Niere total abgebunden war. Die linke Niere des Kaninchens
wurde gegen die Bauchwand gedrängt, durch einen Einschnitt in
diese zum Herausgleiten gebracht, ihr Stiel, also Gefäße, Nerven
und Ureter unterbunden und hierauf das ganze Organ in die Bauchhöhle zurückgelagert. Ueber die Veränderungen der Nierensubstanz
habe ich an anderen Stellen (12, 15a, 21) berichtet. Hier bedarf
es nur der näheren Angabe über die Veränderungen, die ich an
der Innenfläche solcher Nierenkapseln beobachtet habe, die bis
zum 4. Tage nach totaler Abbindung der Niere in der Bauchhöhle
verblieben waren. Die äußere Fläche eignete sich natürlich nicht
zur Untersuchung, weil sie sehr bald mit leichten fibrinösen
Massen bedeckt war, die zahlreiche weiße Blutkörperchen einschlossen. Die Innenfläche normaler Nierenkapseln zeigt unter dem
Mikroskop ein feinstreifiges helles Aussehen und hauptsächlich
Bindegewebs- sowie elastische Fasern. Erst nach Fuchsinfärbung
treten in der Grundsubstanz recht zahlreiche blasse, platte, unregelmäßig gestaltete Kerne hervor, in deren Umgebung keine Spur von
einem Protoplasmahofe sichtbar ist. — Nach 24 stündiger totaler
Nierenabbindung hatte sich das Bild insofern geändert, als die
Kerne bei Fuchsinfärbung in größerer Zahl sichtbar waren und
eine regelmäßige ovale oder runde Form angenommen hatten. Ihre
Größe übertraf bei weitem diejenige von weißen Blutkörperchen,
welche überhaupt innerhalb der Zeit, in der ich die Untersuchung
vorgenommen hatte, in den inneren Schichten der Kapsel gar nicht
vorkamen. Die großen Kerne nun lagen entweder zwischen den
Bindegewebsfasern und zeigten nur hier und da einen kleinen
Protoplasmahof, in dem einzelne Fetttröpfchen vorkamen, oder sie
lagen innerhalb einer protoplasmatisch aussehenden Grundsubstanz,

die sich nach den verschiedensten Richtungen hin verzweigte und helle blasse Lakunen zwischen sich faßte.

Nach 48 stündiger Abbindung der Niere war das Bild ein ganz anderes geworden. Die innersten Lagen der Kapsel bestanden fast gänzlich aus sehr großen Spindelzellen, wie sie vollkommener in einem großzelligen Spindelzellensarkom nicht vorkommen können. Diese Spindelzellen enthielten meist sehr große ovale, seltener rundliche Kerne; der Protoplasmahof war sehr zart, hell und mit reichlichen Fetttropfen versehen. In nicht wenigen Zellen aber waren die Kerne eingeschnürt, in anderen lagen an Stelle eines großen Kerns 2 bis 3 kleine dicht nebeneinander, die zusammen kaum die Größe eines solitären Kerns erreichten.

Nach 72- und 96 stündiger Abbindung war schon eine größere Zahl von Zellen vorhanden, die je 2 und 3 Kerne enthielten; aber das Protoplasma hatte durchweg eine andere Gestalt angenommen. Es umlagerte nicht mehr in beträchtlicher Breite und in Spindelform die Kerne, sondern breitete sich strahlig nach verschiedenen Richtungen aus, und in den schmalen Protoplasmastrahlen lagen zahlreiche Fetttropfen.

Die Analogie der Veränderungen der Nierenkapsel nach totaler Abbindung mit denen der Interstitien der Harnkanälchen nach Ureterunterbindung liegt nahe. Hier wie dort eine Schwellung der an Ort und Stelle vorhandenen Zellen und eine Vermehrung durch Teilung der Kerne. Da aber bei totaler Nierenabbindung eine Einwanderung von Zellen aus dem Blute nicht möglich ist, kann sie wohl auch bei den Veränderungen nach Ureterunterbindung, zumal in Anbetracht aller oben angeführten Beweise, ausgeschlossen werden.

Eine Neubildung von Bindegewebe aber hat nach Ureterunterbindungen in keinem Falle stattgefunden. Selbst bei der längsten 42 tägigen Dauer der Unterbindung war nur eine Zellschwellung und eine Kernvermehrung nachweisbar. Niemals habe ich einen Anhalt dafür gefunden, daß aus den im Bindegewebe vorhandenen Zellen eine Bindegewebsneubildung hervorgegangen ist.

Meine Abbindungsversuche aber haben mir noch ein weiteres beachtenswertes Ergebnis geliefert (12, S. 78): „Wenn die Kerne der normalen Nierenkapsel sich ohne einen abgegrenzten Proto-

plasmamantel zeigen, ein solcher aber nach 48 stündiger Nierenabbindung in exquisitester Weise hervortritt, dann muß, da jede
Zufuhr von Material ausgeschlossen ist, das Protoplasma in
ruhendem Zustande die Grundsubstanz bilden, in welcher
die übrigen Bestandteile wie Bindegewebe, Gefäße,
Nerven eingebettet liegen, während es erst in tätigem
Zustande, bei gleichzeitiger Schwellung der Kerne, mit
diesen einen abgeschlossenen Zellorganismus darstellt."

Es liegt auf der Hand, daß die Zellen, von denen ich gesagt
habe, sie befinden sich in ruhendem Zustande, ungefähr dem ent-
sprechen, was später Grawitz (31) als Schlummerzellen bezeichnet hat.

Grawitz sagte: An den Fasern des Bindegewebes treten zahlreiche vorher
absolut unsichtbare Kerne auf, welche unter dem Schwunde der Fasern zu
Zellen anschwellen. Die Herde der kleinzelligen Infiltration (es handelt sich
um einen Furunkel) bestehen also hier ganz wesentlich aus erwachten Schlummerzellen und deren Abkömmlingen, ferner aus den schon im normalen Gewebe
erkennbaren „fixen" Gewebszellen und ihren Abkömmlingen und aus variablen
Mengen ausgewanderter Blutzellen. Er läßt die Kerne nicht aus Fibrillen,
sondern aus Fibrillenbündeln hervorgehen (32). „Aber mit der Behauptung,
daß beim wachsenden Gewebe die Zellen sich teilen, daß dann ein Teil von
ihnen erhalten bleibt, ein anderer in Grundsubstanz übergeht, welche in mannig-
faltiger Form wieder in den aktiven zelligen Zustand zurückkehren kann, soll
der fundamentale Gedanke, daß jede Zelle aus einer Zelle entstanden ist, nicht
widerlegt sein."

Doch habe ich keinen Anlaß zu der Annahme gefunden, daß
die nach Nierenabbindung in so reicher Zahl auftretenden Zellen
aus Gebilden bestehen, die bis dahin ganz unsichtbar gewesen oder
gar aus Fibrillenbündeln hervorgegangen wären; ich habe sie auf
die besonders nach Fuchsinfärbung hervortretenden blassen, platten,
unregelmässig gestalteten Kerne zurückgeführt.

Eine vollständige Uebereinstimmung mit dem durch
Ureterunterbindungen bedingten Verhalten des interstitiellen Gewebes zeigen menschliche Nieren bei tubulärer
Nephritis (i. e. bei parenchymatöser Nephritis oder Nephrose) und
auch bei vaskulärer Nephritis (i. e. Glomerulonephritis), wenn das
Leiden längere Zeit bestanden hat und zur Erkrankung des tubulären Apparats eine solche des interstitiellen Gewebes hinzugekommen ist. Nur dürfte es zu den Seltenheiten gehören, ein frühes

Stadium der Erkrankung zu beobachten, in welchem das Verhalten der zelligen Elemente korrekt beurteilt werden kann.

Erst in jüngster Zeit hatte ich Gelegenheit, einen Fall von diffuser, tubulär-interstitieller Nephritis zu untersuchen, der nach Scharlach aufgetreten und in einem frühen Stadium dieser interstitiellen Nephritis, 8 Wochen nach Beginn der Krankheit, zum Exitus gekommen war.

Magdalene B., 18 Jahre alt, hat als Kind Masern gehabt. Sonst ist sie stets gesund gewesen. Am 11. Juli 1918 erkrankte sie mit Uebelkeit und Brechreiz. Es bestand einige Tage mäßiges Fieber. Husten oder Atembeschwerden waren nicht vorhanden. Alle Krankheitserscheinungen schwanden sehr bald. Aber 3 Wochen später, am 31. Juli, erkrankte sie von neuem unter Frösteln und gleichzeitigem Auftreten von Schwellung der Beine.

Am 3. August suchte sie das Krankenhaus auf. Hier wurde festgestellt: Ausgedehnte Abschuppung der Hände, der Füße und des Rumpfes; Drüsenschwellung an der linken Halsseite, gespannter Puls; Blutdrucksteigerung bis 160 mm Hg.; Herz von normaler Größe. Der Harn enthielt 16 pM. Albumen, sehr viele hyaline und gekörnte Zylinder.

Im Laufe der Krankheit trat öfter Erbrechen auf. Das Eiweiß im Harn stieg bis auf 25 pM. und ging gegen das Ende auf 5—7 pM. zurück. Mitte August enthielt der Harn besonders viele rote Blutkörperchen und hatte bisweilen ein blutiges Aussehen. Am 23. August wurde die Patientin somnolent und entleerte spontan Harn und Stuhl. Am 24. August erbrach sie schwärzliche (blutige) Massen. Am 28. August trat der Tod ein.

Nur eine Niere konnte autoptisch näher untersucht werden. Sie war aus ihrer Kapsel leicht ausschälbar, blaß und schlaff, vergrößert, besonders in der Längsrichtung. Auf dem Durchschnitt hatte sie ein gleichmäßig trübes, blasses Aussehen.

Die Glomeruli waren meist etwas vergrößert, nur wenige verkleinert. An allen waren die Endo- und Epithelien in reicher Zahl und beträchtlich geschwollen sichtbar. Letztere waren häufig nur blaß gefärbt. Die meisten Kapillaren enthielten Blut. Nirgends kam hyaline Degeneration vor. Bei Anwendung von Immersionssystemen zeigten alle Kerne eine feine Körnelung. — Die Kapseln waren ausnahmslos und so sehr verbreitert, wie es sonst kaum jemals vorkommt. Diese Verbreiterung war größtenteils die Folge einer Schwellung der Kapselzellen, insbesondere ihrer Kerne. Außerdem trug zur Verbreiterung das Vorhandensein großer, leerer Räume (Vakuolen) bei, die zwischen den Zellen lagen. Wahrscheinlich gehörten diese Vakuolen den einzelnen Zellen an. Denn da, wo die hellen Stellen vorkamen, lagen sie geschwollenen Kernen an, die keine protoplasmatische Hülle mehr zeigten. Die Vermutung liegt also nahe, daß das Protoplasma der Zelle eine vakuoläre Degeneration erfahren hat. Außerdem lagen im peripherischen Teile des Kapselringes zahlreiche Spindelzellen mit langen Fortsätzen. — In den gewundenen

Kanälchen fanden sich sehr viele rötliche Zylinder, deren Rand bisweilen halbkreisförmig ausgezackt war. Daß sie aus reinem in die Harnkanälchen ergossenen Blute hervorgegangen waren (vgl. 21, S. 81), ließ sich auch hier durch den Befund von Zylindern erweisen, die aus einzelnen noch nicht miteinander verschmolzenen roten Blutkörperchen bestanden. — Die Vasa afferentia waren beträchtlich verbreitert durch Schwellung der Muskularis- und Adventitiazellen; ebenso die Arteriolen, aus denen erstere hervorgingen. — Die gewundenen Kanälchen waren sehr weit, geschlängelt, ihr Epithel gut erhalten; ihre Kerne zeigten die erwähnte Körnelung. Das Lumen dieser Kanälchen war auffallend leer, von Zerfallsprodukten oder tropfiger Degeneration war nichts zu sehen. — Die geraden Kanälchen waren fast gar nicht verändert, nur bisweilen etwas geschlängelt, ihr Epithel war in gutem Stande und deckte die Wand vollkommen (möglich, daß es sich schon um eine Regeneration handelte). — Die Interstitien aller Kanälchen, sowohl der gewundenen als auch der geraden, waren sehr verbreitert. In denselben lagen häufig Spindelzellen mit spindelförmigem Kern und auffallend langen Fortsätzen. In manchen dieser Zellen hatten die Kerne Hantelform oder bestanden aus zwei ungleich großen Teilen, die dicht beieinander lagen oder durch eine Brücke miteinander verbunden waren. Ferner kamen ebenso gleichmäßig verteilt wie die spindelförmigen, auch Zellen mit großem ovalem, oder rundem, oder unregelmäßig umrandetem Kern vor. Die Kerne waren meist blaß, hatten nur wenig Farbstoff angenommen und enthielten eine größere Zahl dunkel tingierter Körnchen, die hier und da eine regelmäßige Anordnung zeigten. Bisweilen hatten auch diese Kerne Hantelform oder bestanden aus zwei ungleichen Teilen. Außerdem lagen in den Interstitien vereinzelte Gruppen oder Häufchen von Zellen mit kleinerem, gut gefärbtem Kern und schmalem Protoplasmasaume. — Trotz aller dieser Zellen hatte den Hauptanteil an der Verbreiterung des interstitiellen Gewebes die zwischen ihnen liegende Grundsubstanz, die gleichmäßig hell und nur bei Anwendung eines Immersionssystems leicht gefältelt aussah. — Die Kerne der Kapillaren des interstitiellen Gewebes waren geschwollen, von länglicher oder ovaler Form und hatten den Farbstoff gleichfalls nur wenig angenommen. Auch sie enthielten die erwähnten, dunkel tingierten Körnchen.

In den Henle'schen Schleifen und in den Sammelkanälchen der Marksubstanz fanden sich auch zahlreiche Blutzylinder. Hier ließ sich noch sicherer ihr Hervorgehen aus reinem Blut erweisen. Denn sie bestanden bisweilen gänzlich aus ausgelaugten roten Blutkörperchen, aus Blutkörperchenschatten, die in einer amorphen, rötlichen Grundsubstanz lagen. Wo diese Zylinder vorkamen, da waren die Harnkanälchenepithelien abgeplattet, aber sonst in gutem Zustande.

Der hier beschriebene Fall, in welchem sich an die Glomerulonephritis nach Scharlach eine parenchymatös-interstitielle Nephritis angeschlossen hatte, bietet mancherlei Analogie mit der Nephritis nach Ureterunterbindung. Die gewundenen Kanälchen waren erweitert und geschlängelt, wohl nur infolge der Behinderung der Harnsekretion durch die aus reinem Blut hervorgegangenen Harnzylinder (vgl. 21, S. 81), genau so wie infolge der Ureterunterbindung. Noch auffälliger war die Uebereinstimmung im Verhalten des interstitiellen Gewebes und der Kapseln der Malpighi'schen Körperchen. Sie waren außerordentlich verbreitert durch große Zellen mit länglichen spindelförmigen oder runden oder ovalen Kernen, die den Farbstoff kaum angenommen hatten und blaß aussahen. Die gleicho Veränderung war an den Kernen der Kapillaren unter beträchtlicher Vergrößerung vor sich gegangen. Jede Beziehung der in den Interstitien so reichlich vorhandenen Zellen zu weißen Blutkörperchen durfte von vornherein ihrer Größe und ihres Aussehens wegen ausgeschlossen werden. Auch war eine Zugehörigkeit zu den vereinzelt liegenden Häufchen kleiner Rundzellen nicht in Betracht zu ziehen. Diese sind freilich als weiße aus den Blutgefäßen ausgetretene Blutkörperchen anzusehen, wie später noch näher zu erörtern sein wird. Aber ihre gute Färbbarkeit, ihre geringe Größe, ihr schmaler Protoplasmasaum, ihre Lagerung in einzelnen Häufchen sind auch Beweise dafür, daß sie zu den alle Interstitien gleichmäßig diffus durchsetzenden großen Zellen mit großen blassen Kernen und spindelförmigem oder breitem, unregelmäßig begrenztem Protoplasma keine Beziehung haben. Diese können nur aus den an Ort und Stelle unter normalen Verhältnissen vorhandenen Zellen hervorgegangen sein. Dafür sprechen ferner zwei Tatsachen. Zunächst die gleiche Umwandlung der Kapillarkerne, über deren Oertlichkeit wohl kein Wort weiter zu verlieren ist. Sodann die oben (S. 38) beschriebenen Veränderungen der Nierenkapsel nach totaler Abbindung der Niere. Auch hier sind aus den kleinen, nur als verschrumpfte Kerne sichtbaren zelligen Gebilden große spindelförmige Zellen hervorgegangen, also ein Prozeß, der demjenigen im interstitiellen Gewebe ganz analog ist. Der Unterschied kann sich nur im weiteren Verlauf geltend machen. Dort bei der totalen Abbindung der Niere muß schließlich ein vollständiger Untergang resultieren; hier bei den Vorgängen im interstitiellen Gewebe können nach dem Ablauf des Prozesses die Zellen in den ruhenden Zustand zurückkehren. Darum findet man in späterer Zeit nur kleine Kerne wieder. Aber die Zwischensubstanz zwischen den Zellen bleibt verbreitert.

Nach allem können die Vorgänge im interstitiellen Gewebe nur die Folge der anfänglichen Erkrankung des Parenchyms sein, genau so wie bei der Nierenerkrankung nach Ureterunterbindung. Da aber das Parenchym in keinem Falle untergegangen ist, kann nicht die von Weigert (77) angenommene Nekrose des Parenchyms die Ursache der interstitiellen Erkrankung sein. Nur chemische uns annoch unbekannte Veränderungen im Parenchym müssen die Vorgänge im interstitiellen Gewebe ausgelöst haben.

Die exsudative Entzündung.

Virchow hat nächst der parenchymatösen als zweite Art die exsudative Entzündung statuiert. Diese Bezeichnung beizubehalten, dafür liegt, wie erwiesen werden soll, volle Berechtigung vor. Das wichtigste Kriterium dieser exsudativen Entzündung ist freilich erst durch die Untersuchungen Cohnheim's (26) begründet worden. Er hat unwiderleglich erwiesen, daß bei dieser Art der Entzündung weiße Blutkörperchen aus den Blutgefäßen herausgelangen und außerhalb derselben in mehr oder weniger großer Reichlichkeit sich anhäufen. Während die parenchymatöse und die parenchymatös-interstitielle Entzündung, wie oben erwiesen ist, ohne jegliche Beteiligung weißer Blutkörperchen durch alle Phasen des Prozesses verlaufen, gibt es keine exsudative Entzündung ohne das Vorhandensein dieser Gebilde außerhalb der Blutgefäße.

Am Froschmesenterium ebenso wie an der Froschzunge hat Cohnheim die Auswanderung weißer Blutkörperchen aus den Venen und den Kapillaren erweisen können. Letztere beteiligen sich jedoch mit der bemerkenswerten Differenz, daß aus ihnen und den kapillären Venen nicht so wie aus den eigentlichen größeren Venen nur farblose, sondern auch rote nach außen gelangen. „Hand in Hand mit dieser Auswanderung, Emigration oder, wie das auch genannt wird, Extravasation der körperlichen Elemente ist weiterhin auch eine gesteigerte Transsudation von Flüssigkeit geschehen, derart, daß die Maschen des Mesenteriums sowie des Zungengewebes sich mit derselben infiltrieren und anschwellen". Wenn die transsudierten und extravasierten Massen auf die freie Fläche des Mesenteriums treten und wenn dann die transsudierte Flüssigkeit gerinnt, so resultiert als Schlußergebnis, daß das Mesenterium wie auch der Darm von einer fibrinösen auf das dichteste mit farblosen Blutkörperchen durchspickten, außerdem von vereinzelten roten Blutkörperchen durchsetzten Pseudomembran überkleidet sind (27, S. 240). Die Extravasation körperlicher Elemente aus Kapillaren und Venen und die gesteigerte Transsudation hängen damit zusammen, daß die Gefäßwände in ihrer Porosität alteriert sind (27, S. 247). Einzig und allein die Gefäßwände sind es, welche für die gesamten Vorgänge verantwortlich gemacht werden müssen (S. 250). Die Gesamtsumme dieser Vorgänge wird unter dem Namen und dem Begriff der Entzündung zusammengefaßt (S. 250). — Die entzündlichen Transsudate sind zellenarm 1. in den Anfangsstadien einer Entzündung, die später ein sehr zellenreiches Exsudat gibt; 2. bei Entzündungen schwachen Grades, bei denen die Gefäßwandveränderung nur eben stark genug geworden ist, eine gesteigerte Flüssigkeitstranssudation, nicht aber auch eine reichliche Extravasation körperlicher Elemente zu gestatten (S. 259). Die Extravasation der Blutkörperchen ist lediglich, wie das zuerst Hering ausgesprochen hat, ein Filtrationsvorgang. Die der farblosen hat nichts zu schaffen mit spontanen Lokomotionsvorgängen, wie er es selbst früher gemeint hat (S. 280).

Das für den Frosch Festgestellte gilt nach Cohnheim ganz ebenso für die warmblütigen Tiere. Am Mesenterium kleiner Kaninchen kann man den Bloßlegungsversuch sehr bequem mit genau demselben Resultat wiederholen; nur kommt es hier früher als beim Frosch zum Absterben der Gefäße und damit zur Blutgerinnung in ihrem Lumen. Thoma habe gelehrt, auch diesen Schwierigkeiten durch Anwendung eines zweckmäßig konstruierten, erwärmten Objektträgers zu begegnen, und hat die Uebereinstimmung der Vorgänge beim Hund mit denen beim Frosch auch bei längerdauernder Prüfung konstatieren können.

Das wesentlichste Ergebnis ist, daß die Eiterkörperchen aus dem Blute stammen und nichts anderes sind als extravasierte weiße Blutkörperchen (S. 256). In sehr vielen Fällen aber geht der eitrigen Exsudation erst ein Stadium exquisiter fibrinöser Entzündung voraus (S. 311).

Das Gebiet des Austrittes von Leukozyten aus den Gefäßen aber ist, wie ich gefunden habe, keineswegs auf Kapillaren und kleinere Venen beschränkt. Bei meinen Abkühlungsversuchen (17, 19) habe ich feststellen können, daß im Anschluß an das Auftreten von Fibrin im Lumen der kleineren Zweige der Lungenarterie neutrophile Zellen in dem Fibrin und um dasselbe herum in großer Reichlichkeit auftreten, an Ort und Stelle durch die Gefäßwand, in welcher stets noch einzelne Exemplare liegen, herausgelangen und in der Umgebung sich anhäufen. Die neutrophile Körnelung macht jeden Zweifel an der Herkunft der Zellen aus dem Blute hinfällig.

Kurze Zeit nach der bahnbrechenden Untersuchung Cohnheim's habe ich in Virchow's Institut eine Reihe von Versuchen vorgenommen mit der Absicht, die Veränderungen von Muskeln nach Durchschneidungen zu studieren. Den an den Muskeln ablaufenden Prozeß habe ich an anderer Stelle (6) eingehend beschrieben und oben (S. 13) kurz geschildert. Bei dieser Untersuchung aber wurde meine Aufmerksamkeit auf die Vorgänge in dem Raume zwischen den durchschnittenen Muskeln gelenkt. Hier stellten sich Veränderungen ein, die mir wichtige Handhaben für die Beurteilung der Vorgänge bei der Bindegewebsneubildung boten. Unter Hinweis auf den damals gegebenen Bericht seien hier nur die wichtigsten Punkte erwähnt.

5 Stunden nach Anlegung einer Rückenmuskel- oder Glutäalmuskelwunde war der Raum zwischen den Schnittflächen mit Fibrin ausgefüllt. Dasselbe hatte sich nur allmählich in den Zwischenraum ergossen. Denn wenn nach vollkommener Stillung einer etwa eingetretenen Blutung die Haut über der Wunde zunächst mit serres fines geschlossen wurde, konnte nach Oeffnung des Hautverschlusses festgestellt werden, daß $^3/_4$ Stunden später der Raum noch nicht gänzlich ausgefüllt war. In dieses Fibrin traten mehr und mehr zellige Elemente ein, die vollständig weißen Blutkörperchen glichen. Eine Beteiligung der an den Rändern der durchschnittenen Muskeln vorhandenen Bindegewebskörperchen konnte ausgeschlossen werden. Das ließ sich am besten durch die Veränderungen am Netze des Meerschweinchens erweisen, wenn dasselbe in eine Bauchwunde eingenäht wurde. Es zeigte 19 Stunden nach der Vornahme innerhalb der Bauchhöhle bis zu der entzündlich veränderten Stelle in einem Gitterwerk von Bindegewebsfasern längliche spindelförmige Bindegewebszellen mit rundlichen Kernen in regelmäßiger Anordnung, und an allen entzündeten Partien die gleichen Zellen in derselben Anordnung und in unveränderter Gestalt; außerdem aber weiße Blutkörperchen in reicher Zahl, welche da, wo sie noch keine kontinuierliche Lage bildeten, zumeist entlang der Gefäße sich vorfanden. Ueber etwaige spätere Veränderungen der Bindegewebszellen konnte ich damals nichts feststellen.

Denn während sie in den ersten Stunden nach der Muskeldurchschneidung unter den nicht allzu dicht gedrängten weißen Blutkörperchen leicht sichtbar waren, ließ sich das weiterhin bei der immer größer werdenden Zahl der letzteren nicht mehr feststellen und später gar bei den weiteren Vorgängen war eine Sonderung unmöglich.

36—48 Stunden nach der Anlegung einer Rückenmuskel- oder Bauchwunde, 24 Stunden nach der einer Hautwunde fanden sich unter den weißen Blutkörperchen auch Zellen mit breitem Protoplasmarande und hellem, rundem Kern, die bis zum 4. oder 5. Tage immer mehr an Zahl zunahmen und die kleinen weißen Blutkörperchen fast vollständig ersetzten. An Größe übertrafen sie die letzteren so beträchtlich, daß ihr Kern allein dem ganzen weißen Blutkörperchen fast gleichkam. Zwischen ihnen lag eine vollkommen amorphe helle Substanz, in der sie eingebettet waren wie Kugeln in einer weichen Masse.

Am 6. Tage einer Muskelwunde, am 4. Tage einer Hautwunde waren die großen runden Zellen nur noch in spärlicher Zahl sichtbar; an ihre Stelle waren spindelförmige Zellen getreten, die dicht aneinander gereiht waren und bis zum 9. bzw. 6. Tage an Größe immer mehr zunahmen. Hier und da fand sich am Ende der Spindel, sehr selten an der Seite des Zellleibes, ein fadenförmiger Protoplasmafortsatz. Auch der Kern hatte eine andere Gestalt angenommen; er war nur noch an wenigen Stellen rund, meistens auffallend lang, selten stäbchenförmig. In der Mitte desselben war bisweilen, der Längsrichtung entsprechend, eine körnige Masse aufgereiht, so daß nur seine seitlichen Partien hell und durchscheinend waren. Auch hier bestand zwischen den Zellen eine hellglänzende, freilich nur in geringer Breite hervortretende Zwischensubstanz, die bezüglich ihrer Lagerung zu den Zellen dem anfänglich vorhanden gewesenen Fibrin ebenso wie der zwischen den schließlich neugebildeten Bindegewebsfasern liegenden Kittsubstanz entsprach.

Ich nahm damals an, daß die Spindelzellen auf dem Wege der großen, mit hellem Kern versehenen Zellen aus den kleinen weißen Blutkörperchen hervorgegangen seien, und suchte meine Annahme auf Experimente zu stützen, bei denen ich oberflächliche Abtragungen der Hornhaut vornahm und gleichzeitig nach dem Vorgange von

Kremianski (42) Zinnober durch eine Ohrvene in das Blut ein-
führte. Ich konnte zwar Zinnober enthaltende Zellen in der Kornea
nachweisen, glaubte aber diesen Versuchen in Anbetracht unserer
ungenügenden Kenntnisse über den Verbleib des Zinnobers im
tierischen Organismus keine besondere Beweiskraft beimessen zu
dürfen. Mir erschien die Tatsache maßgebender, daß von Anfang
an weiße Blutkörperchen die alleinigen zelligen Gebilde im Inhalte
weit klaffender Muskelwunden waren, also nur aus diesen die
großen Zellen mit breitem Protoplasmarande und großem, hellem
Kern hervorgegangen sein können. Ich bemerkte hierzu: „Eine
Substitution durch neuerdings hinzugekommene, mit jenen, d. h.
den weißen Blutkörperchen nichts gemein habende Zellen wird mir
wohl Niemand entgegenhalten."

Im weiteren Verlauf der Wundheilung, also zwischen dem
8. und 12. Tage einer Muskelwunde, zwischen dem 6. und 8. Tage
einer Hautwunde fanden sich außer den erwähnten aufgefaserten
Zellen auch solche vor, die mit fertigen Bindegewebsfasern zusammen-
hingen. Die sichere Feststellung ermöglichte mir das sorgfältige
Zerzupfen der Präparate: In solchen Fällen waren die Zellen, deren
Masse zu einem kleineren oder größeren Teil in die helle, ge-
schlängelte Bindegewebsfaser aufgegangen war, kleiner geworden.
Einzelne hatten eine mehr länglich-runde Form angenommen. Stets
setzte sich die Zelle nur nach einer Richtung, d. h. das eine Ende
der Spindel in eine Bindegewebsfaser fort, das entgegengesetzte
war leicht abgerundet oder lief in den schon vorher vorhandenen,
die Zelle höchstens um das doppelte an Länge übertreffenden
Protoplasmafortsatz aus. Zumeist hing nur eine Bindegewebsfaser
mit einer Zelle zusammen; seltener fanden sich Formen, wo eine
mehr abgerundete Zelle den Kopf bildete, an dem zwei bis drei
Bindegewebsfasern hingen.

Bei der Untersuchung von 12 bis 14 Tage alten Muskelwunden, von 8 bis 10 Tage alten Hautwunden traten in erster
Linie Bindegewebsfasern hervor, und zwischen ihnen lagen die zu
einem kleinen Teil wohl noch mit ihnen in Verbindung stehenden
jetzt um vieles kleiner gewordenen Zellen. Die von Anfang an
zwischen den Zellen vorhandene Substanz aber blieb was sie war,
eine amorphe hellglänzende Masse, die früher zwischen den einzelnen

Zellen und jetzt zwischen den Fasern des Bindegewebes lag. Ist der Prozeß der Bindegewebsneubildung vollendet, dann bleibt ein Teil der Zellen zwischen den Bindegewebsfasern liegen, doch ist ihre Zahl sehr gering im Verhältnis zu den anfangs in der Wunde vorhanden gewesenen. Da ich von einem Untergang durch Fettmetamorphose nichts gesehen hatte, glaubte ich annehmen zu sollen, daß ein Teil der Zellen nach Abgabe der Bindegewebsfasern wieder in das Blut zurückkehrt.

Bezüglich der neu angelegten Gefäße konnte ich die Angaben von His, Billroth, Weber bestätigen. Ich fand, daß die Gefäße durch Aneinanderreihung spindelförmiger Zellen entstehen, die das Lumen zwischen sich fassen. Die neuen Kapillaren waren von beträchtlicher Weite, sie übertrafen darin Muskelkapillaren um das Doppelte.

Zu fast vollständig übereinstimmenden Ergebnissen kam 8 Jahre später Ziegler (79). Nur nahm er nicht an, daß die weißen Blutkörperchen sich direkt in die großen mit großem hellem Kern versehenen Zellen umwandeln, sondern vorher eine Verschmelzung mehrerer weißer Blutkörperchen stattfindet.

Auf Grund seiner Versuche über die Entwicklung des Gewebes in den Kapillarräumen zwischen Glasplättchen, die er in das Unterhautbindegewebe eingebracht hatte, gibt Ziegler eine Beschreibung der Vorgänge an den farblosen Blutkörperchen.

„Bald nach ihrer Einwanderung in die Kapillarräume vergrößert sich ein Teil der Zellen auf Kosten der benachbarten, indem sie deren Protoplasma sich aneignen. Zugleich erhalten sie ein anderes Aussehen, werden körniger und zeigen einen oder mehrere große bläschenförmige Kerne mit Kernkörperchen. Diese großen Zellen sind anfangs rund, später nehmen sie verschiedene Formen an. Die erstgebildeten werden keulen-, spindel- und sternförmig und schicken lange Fortsätze aus, die sich miteinander verbinden und ein Netz bilden. Zwischen diesen ersten Gewebsanlagen bilden sich immer neue große Zellen durch Wachstum einzelner kleinerer. Ihre Zahl nimmt immer mehr zu, so daß sie dicht aneinander zu liegen kommen; die kleinen dagegen nehmen immer mehr ab und verschwinden endlich ganz".

„Die Gefäßneubildung geschieht auf dem Wege der Sprossenbildung. Die ursprünglich soliden Sprossen werden durch Aushöhlung in Gefäße übergeführt. Sie sind nicht als protoplasmatische Ablagerungen aus dem Blute aufzufassen, sondern als Zellfortsätze zunächst der die Gefäßwand konstituierenden Zellen, wahrscheinlich aber auch von außerhalb der Gefäßwand gelegenen Elementen. Letztere sind Abkömmlinge farbloser Blutkörperchen und durch Verschmelzung

mehrerer entstanden. Sie bilden verschieden gestaltete Ausläufer, welche untereinander sowohl als mit Gefäßen oder deren Sprossen in Verbindung treten.
Sehr wahrscheinlich wird ein Teil dieser Fortsätze später zu Gefäßröhren um-
gestaltet und entstehen also die Gefäße intrazellulär".

Aber auf dem 10. internationalen Kongresse zu Berlin im
Jahre 1890 ließ Ziegler (80) seine Ansicht über die Beteiligung
der aus dem Blute stammenden Zellen an der Neubildung des
Bindegewebes fallen und erklärte in Uebereinstimmung mit seinen
Mitreferenten Marchand und Grawitz, daß ·die Neubildung des
Bindegewebes von den örtlich vorhandenen Zellen ausgeht.

Ziegler sagte: nach seinen Plättchenversuchen konnte für ihn kein
Zweifel bestehen, daß es Wanderzellen gibt, die eigentliche Fibroblasten sind.
Es galt also nur zu entscheiden, ob diese Wanderzellen Leukozyten, d. h. farblose Blutkörperchen, oder ob es mobile Abkömmlinge des wuchernden Gewebes,
speziell des Bindegewebes sind. . . . Nur die Abkömmlinge der Gewebszellen
beteiligen sich an dem Aufbau des neuen Gewebes. Sie liefern bei ihrer Vermehrung bewegungsfähige Zellen, somit sind nicht alle Wanderzellen den Leukozyten zuzuzählen. Entsteht also ein neues Gewebe aus Wanderzellen, so liegt
darin noch kein Beweis, daß Leukozyten Gewebe zu bilden vermögen. Aber
auch den Beweis vom Gegenteil hält er nicht für erbracht. Eine Beteiligung
eines Teiles der mononukleären Leukozyten, d. h. aus dem Blute austretender
einkerniger Zellen an der Bildung von Narbengewebe ist nicht sicher absolut
auszuschließen.

Ich habe schon zu einer Zeit, wo jede scheinbare oder tatsäch-
liche Vermehrung von Bindegewebe auf weiße Blutkörperchen zurückgeführt wurde, besonders betont (8), daß bei der diffusen interstitiellen Leber- und Nierenentzündung — welche an die parenchymatöse Entzündung sich anschließt -— die in den Interstitien hervortretenden Zellen mit ihrer Kernvermehrung nur zu den an Ort und
Stelle vorhandenen Zellen gehören und mit weißen Blutkörperchen
nichts gemein haben. Aber von einer Bindegewebsneubildung habe
ich daselbst nie etwas gesehen. Niemals fand sich eine neugebildete Bindegewebsfibrille an einer der ovalen oder spindelförmigen Zellen. Dieser Umstand ebenso wie die weiterhin geltend
zu machenden Momente berechtigen mich, an meiner Ansicht festzuhalten, daß nur die aus dem Blute stammenden Zellen
die Generatoren neuen Bindegewebes sind. Freilich mit
einer Modifikation. Sie betrifft die Annahme, daß die großen
runden Zellen mit großem hellem Kern aus den anfänglich vor-

handenen kleinen weißen Blutkörperchen hervorgehen. Hieran brauche ich nicht mehr festzuhalten. Wenn ich mich vor nunmehr 51 Jahren darauf gestützt habe, daß von Anfang an nur weiße Blutkörperchen die einzigen zelligen Elemente im Wundinhalte sind, welche die weiteren Umwandlungen erfahren, und daß mir wohl „niemand eine Substitution durch neuerdings hinzugekommene mit diesen nichts gemein habende Zellen entgegenhalten dürfte", so geschah dies auf Grund der damals gang und gäben Ansicht, daß die weißen Blutkörperchen, welche sich anfangs im Wundinhalte finden, die einzige Art von Gebilden sind, die im Blute vorkommen, also nur solche aus den Gefäßen austreten können. Dank den Untersuchungen Ehrlich's (30) und seinen zu voller Evidenz führenden Färbemethoden wissen wir jetzt, daß im kreisenden Blute nicht nur eine, sondern eine größere Zahl von Zellarten besteht, die voneinander verschieden sind und ineinander nicht übergehen. Daraufhin konnte ich nun mir selbst die Frage vorlegen, ob nicht doch eine Substitution der anfänglich im Wundinhalte auftretenden kleinen weißen Blutkörperchen durch größere zellige Elemente, die zu den Myelozyten gerechnet werden müssen, wahrscheinlich und möglich ist.

Diesen Gedanken hatten mir zunächst die schon erwähnten Befunde in den Lungen von Kaninchen nach Abkühlung ihres Hinterkörpers nahegelegt (17—19). Bei diesen Versuchen fanden sich Fibringerinnungen in den kleinsten Zweigen der Lungenarterie und da, wo das Fibrin war, lagen innerhalb, also in das Fibrin eingebettet, ferner in der Wand und außerhalb der Gefäße zahlreiche neutrophile Zellen. Die größte Zahl lag meist außerhalb derselben. Diese Tatsache berechtigte mich zu der Annahme, daß zu dem in den Blutgefäßen vorhandenen Fibrin die neutrophilen Zellen hinzugekommen und durch die Gefäßwände hindurch ausgetreten sind[1]).

Was bei dem Auftreten von Fibrin innerhalb der Gefäße vor

---

1) Daß aus dem Knochenmark stammende neutrophile Zellen in die Blutbahn hinein- und aus derselben auswandern können, hat wohl zuerst Schridde (62) ausgesprochen. Wie es oft genug vorkommt, habe ich diese Angabe gefunden, nachdem meine Untersuchungen mich zu dem gleichen Ergebnis geführt hatten.

sich ging, das war auch bei exsudativer Entzündung möglich. Ich untersuchte daraufhin den von eitriger Pleuritis durch Punktion mit der Pravaz'schen Spritze gewonnenen Eiter. Bei Färbung der Abstrichpräparate mit Jenner's Eosin-Methylenblaulösung fanden sich ausnahmslos außer den kleinen weißen Blutkörperchen neutrophile Myelozyten, ja in einem Falle von längerer Dauer der Erkrankung bestand das eitrige Exsudat fast gänzlich aus solchen Zellen.

Ebenso fand ich bei einem Falle von eitriger Kniegelenksentzündung in dem Punktat neben kleinen ein- und mehrkernigen weißen Blutkörperchen zahlreiche mit großem rundem Kern versehene neutrophile Myelozyten.

Hierauf begab ich mich an die Untersuchung der Umgebung von Abszessen, die schon etwas längere Zeit bestanden hatten, so daß ich bindegewebige reparatorische Vorgänge in der Umgebung voraussetzen konnte. Leider standen mir bis jetzt nur 2 solcher geeignet erscheinender Fälle zur Verfügung. Der eine war in der Lunge bei einer Frau vorhanden, die an puerperaler Pyämie 5 Wochen nach Beginn der Krankheit gestorben war. Die Umgebung des Abszesses war in einer Dicke von etwa 2 cm verdichtet. Der andere Abszeß lag in der Milz eines Mannes, der einer Klappenendokarditis erlegen war.

Bei diesen Fällen führte ich senkrecht zur Abszeßwand Schnitte durch das umgebende Gewebe und fertigte durch das Aufdrücken von Objektträgern Abklatschpräparate, die nach der angegebenen Methode gefärbt wurden. In diesen Abklatschpräparaten fanden sich fast nur große mit charakteristischer Körnelung versehene neutrophile Myelozyten. Sie hatten in der Nähe der Abszeßwand rundliche, in einiger Entfernung von derselben längliche Kerne und in letzterem Falle auffallend lange Protoplasmafortsätze. Einige Male hingen auch 2 bis 3 mit länglichen Kernen versehene Zellen durch lange schmale Protoplasmabrücken miteinander zusammen. Aber an diesen Zellen war keine neutrophile Körnelung mehr sichtbar; sie hatten nur ein rosiges Aussehen.

Also finden sich in eitrigen Exsudaten ebenso wie in der durch Bindegewebswucherung gebildeten Wand von Abszessen nicht nur die kleinen weißen Blutkörperchen, sondern auch neutrophile Myelozyten, ja bisweilen bilden diese den Hauptbestandteil an zelligen Elementen. Erwägen wir, daß die neutrophilen Zellen ohne geeignete Färbung die charakteristische Körnelung nicht hervortreten lassen, sondern nur als große Zellen mit großem hellem Kern sichtbar sind, dann kommen wir zu dem Ergebnis, daß es sich bei den oben (S. 47) beschriebenen zelligen Elementen im Wundinhalte nicht um einen Uebergang der einen Art in die andere, wie ich früher angenommen hatte, handelt, sondern um cino Substitution der einen Art durch die andere, der kleinen weißen Blutkörperchen durch neutrophile Zellen. Beide Arten entstammen dem Blute; aber nur die größeren sind die Bindegewebsbildner, während die kleineren nur Eiterbildner sind. Damit wäre auch eine Erklärung gegeben, warum bei eiternden Wunden erst dann Narbenbildung, also Bindegewebsneubildung eintritt, wenn die Eiterung, d. h. der Austritt der kleinen weißen Blutkörperchen aufgehört und ein Ueberwiegen der neutrophilen Zellen eingesetzt hat. Die sogenannte Reinigung eiternder Wunden hängt wohl mit diesem Vorgang zusammen.

Nach allem muß die Neubildung von Bindegewebe auf zellige Elemente, die aus dem Blute stammen, auf die mit großem, rundem Kern versehenen neutrophilen Myelozyten zurückgeführt werden.

Auf Grund des Auftretens von zwei verschiedenen Arten weißer Blutkörperchen bei notorisch entzündlichen Veränderungen: bei der Eiterung und bei der Bindegewebsneubildung, läßt sich auch der Aufbau bindegewebiger Neubildungen beim Menschen besser erklären wie bisher. Ich führe als Beispiel einen Fall von polypösen Exkreszenzen an.

Die polypösen Exkreszenzen waren von Herrn Prof. Strauß (Berlin) dem untersten Teile der Rektalschleimhaut entnommen und mir zur Untersuchung übergeben worden. Eine derselben hatte die Größe einer Erbse, die zweite die gleiche Größe, aber längliche Form, zwei waren etwas mehr als stecknadelknopfgroß. Ihre Struktur war eine vollkommen übereinstimmende. Die äußere Lage bestand aus einem vielschichtigen Epithel. Die obersten Schichten desselben waren abgeplattet, ihre Kerne klein, häufig geschrumpft, hier und da fehlten diese gänzlich. In den nächstunteren Schichten waren die Zellen vakuolär degeneriert, ihre Kerne an den Zellrand gedrängt, klein, abgeplattet, verschrumpft. Die größte Zahl der Epithelschichten bestand aus kubischen Zellen, die voneinander scharf abgegrenzt waren; geriefelt waren ihre Ränder nicht. Die Kerne waren groß, rund, gut erhalten. Im Protoplasma dieser Zellen, hauptsächlich der nach der Oberfläche zu liegenden, waren bei Hämotoxylin-Eosin-Färbung, zumal wenn ein Immersionssystem benutzt wurde, viele feine dunkle Körnchen sichtbar.

Während nach außen hin der Epithelüberzug gleichmäßig glatt war, senkten sich die Epithelien nach innen in Form von spitzen Zacken in das eigentliche Gewebe der polypösen Exkreszenzen. In diesen Zacken hatten die Epithelien mehr und mehr, d. h. je näher sie zentral nach ihrer Spitze hin lagen, eine längliche Form, ebenso ihre Kerne. Die Zacken umschlossen das Grundgewebe, das somit die Form von Papillen hatte, die aber je nach dem größeren oder geringeren Abstande der Epithelzacken von verschiedener Breite oder Dicke waren. Den Hauptbestandteil der in das Epithel hineinragenden Gewebsprominenzen bildeten Zellen von zweierlei Form: 1. kleine mit schmalem Protoplasmarande und intensiv dunkel gefärbten Kernen; 2. große Zellen mit großem, auffallend blassem rundem, bisweilen etwas länglichem Kern und breitem Protoplasmarande. Nach dem Epithellager hin hatten sie Spindelform.

Ausnahmslos fanden sich in jeder Papille je nach ihrer Größe bzw. Dicke ein oder mehrere in der Längsrichtung der Papille aufsteigende Blutgefäße, deren Wand von einer einfachen Schicht jener großen Zellen mit blassem ovalem oder spindelförmigem Kern und spindelförmigem Protoplasma gebildet war. Sowohl an Kapillargefäßen, die in der Längsrichtung, als auch an solchen, die in der Querrichtung getroffen waren, ließ sich bestimmt feststellen, daß diese Zellen die Blutkörperchen umfaßten, also die Gefäßlumina nur interzellulär, nicht intrazellulär lagen. Ja hier und da machte es den Eindruck, als ob erst in der Längsrichtung angeordnete rote Blutkörperchen im Gewebe vorhanden waren und erst an diese die wandbildenden Zellen sich anlegten. Ueberraschend war die verschiedene Weite dieser Gefäße, trotz der überall einschichtigen Zellenwand. Häufig kamen Gefäße vor, welche die dünnsten um das Vierfache an Weite übertrafen. Bei dem dichten Zusammenliegen von Gefäßen und Zellen war kaum etwas von einer Grundsubstanz zu sehen. Nur rötlich-krümelige Massen zwischen den Zellen schienen auf einen Untergang roter Blutkörperchen hinzudeuten. Auch war an einzelnen wenigen Stellen die Papille vom Epithel durch eine größere rötlich gefärbte Masse abgedrängt, welche Vakuolen und kleine Kerne weißer Blutkörperchen, einzeln oder zu zweien beieinander liegend, einschloß. Es konnte sich hier nur um ausgetretenes Blut handeln.

Alle blutgefäßhaltigen Papillen vereinigten sich mit ihrer Basis zu der zentralen Masse, die hauptsächlich aus länglichen Zügen spindelförmiger Zellen bestand. Doch waren häufig nur schmale Kerne ohne abgegrenzten Protoplasmamantel sichtbar; dieser schien in die Interzellularsubstanz, die gleichfalls längliche Züge bildete, aufgegangen zu sein. Zwischen diesen Zügen aber lagen auch noch Häufchen kleiner, runder, dunkel gefärbter Zellen.

An der Basis der Exkreszenzen dicht oberhalb der Stelle, wo sie der Schleimhaut aufgesessen hatten, waren vollentwickelte Blutgefäße mit guten, längs- und quergerichteten, glatten Muskelfasern vorhanden. Das Zwischengewebe bestand hauptsächlich aus kleinen, verschrumpften, schmalen Kernen. Daneben kamen in geringer Zahl einzelne Häufchen der erwähnten kleinen Zellen mit intensiv gefärbten Kernen und spärliche große mit großem, blassem Kern vor. Die Interzellularsubstanz nahm hier einen beträchtlichen Raum ein; irgend eine Struktur war an derselben nicht sichtbar.

Wie aus dieser Beschreibung hervorgeht, wird die Basis der papillomatösen Exkreszenzen von vollkommen fertigem, geschrumpfte Kerne enthaltendem Bindegewebe gebildet, das auch vollentwickelte mit glatten Muskelfasern versehene Gefäße enthält. In den peripherischen, also nach der Spitze der Exkreszenzen hin gelegenen Abschnitten ist das Wachstum in vollem Gange. Zweierlei Arten von Zellen sind hier vorhanden. Kleine, runde, intensiv dunkel gefärbte, die in einzelnen Häufchen beisammen liegen, und große, teils rundliche, teils spindelförmige, die in gleichmäßiger Anordnung den Hauptbestandteil der ganzen Substanz bilden und — was besonderer Beachtung wert ist — zum Aufbau der Kapillarwände dienen. Diese beiden Arten von Zellen müssen nach der voraufgegangenen Erörterung als aus dem Blute stammende angesehen werden. Aber nur den größeren kann eine Beteiligung am Aufbau der ganzen bindegewebigen Neubildung ebenso wie an der sicher erweislichen Bildung der Kapillaren zugeschrieben werden. Auch die gleichmäßige Verteilung der großen Zellen gegenüber den in einzelnen Häufchen vorhandenen kleinen spricht gegen eine Beteiligung der letzteren an der Gewebsneubildung.

Wenn die von den oben (S. 50) genannten Autoren vertretene Ansicht, daß die Bindegewebsneubildung von den örtlich vorhandenen Bindegewebszellen ausgeht, zuträfe, dann wäre der Aufbau einer solchen papillomatösen Exkreszenz unverständlich und die Möglichkeit einer weiteren Entwicklung zu größeren Formen unerklärlich. Denn wir sehen hier gerade an der Basis vollkommen fertiges Gewebe, während die Wucherung in den peripherischen Abschnitten weiter vor sich geht. Es läßt sich nicht gut annehmen, daß die Zellen des Mutterbodens durch das fertige Bindegewebe hindurch nach der Spitze der Papillen hin wandern können; ebenso wenig, daß die in den peripherischen Teilen der Neubildung liegenden großen Zellen, obwohl sie durch die Ausbildung fertigen Bindegewebes von ihrem Mutterboden abgetrennt sind, doch weiterwachsen. Dem widerspricht die Tatsache, daß an diesen Zellen keine Spur von irgend einer Art von Zellteilung sichtbar ist.

Bekennen wir uns dagegen zu der Ansicht, daß zweierlei Arten von Zellen aus dem Blute stammen, dann fallen alle Deutungsschwierigkeiten fort. Während an der Basis, dem ältesten Teile der Wucherung, das Gewebe fertig ist, können aus den feinsten, vielfach noch unfertigen Kapillaren die größeren Zellen austreten und sich in Bindegewebe umwandeln. Daß die größeren Zellen neutrophile Myelozyten sind, dafür sprechen die mitgeteilten Befunde.

Wie oben erwiesen ist, erfolgt bei der Anlegung von Muskelwunden ein Austritt von Fibrin in den Raum zwischen den Durchschnittsflächen. Der Austritt von weißen Blutkörperchen folgt erst nach. Dieser Vorgang gilt für alle Fälle von exsudativer Entzündung. Einige Beispiele mögen hierfür sprechen.

In meinem Werke über die Lungenentzündungen (22) habe ich nachgewiesen, daß bei der kruppösen Pneumonie die erste anatomische Veränderung die Alveolarepithelien betrifft. Sie zeigen eine Schwellung, Trübung und bisweilen auch Kernvermehrung. Hieran schließt sich der Austritt von Fibrin aus den Gefäßen. Dieses umschließt die Alveolarepithelien. Demnächst folgt der Austritt von Blut aus den Kapillaren der Alveolen, weil dieselben durch die Abhebung der Epithelien leichter zerreißlich geworden sind. Die Alveolen sind in diesem Stadium mit reinem Blut gefüllt. Erst nach diesem, rote Hepatisation genannten Stadium folgt der Austritt von weißen Blutkörperchen aus den Gefäßen in solcher Reichlichkeit, daß sie die roten Blutkörperchen überwuchern und der Veränderung den Charakter der grauen Hepatisation verleihen. Also ist der Austritt weißer Blutkörperchen aus den Gefäßen sogar zeitlich durch das intermediäre Stadium der roten Hepatisation von der voraufgehenden Fibrinausscheidung getrennt.

Analoge Beziehungen zwischen der Ausscheidung von Fibrin und von weißen Blutkörperchen aus den Gefäßen bestehen bei der Diphtherie. In meinem Vortrage über Croup und Diphtheritis (13, Heft 3, S. 11—15), den ich im Jahre 1884 auf der Naturforscherversammlung zu Magdeburg gehalten habe, erbrachte ich den damals noch erforderlichen Nachweis der Identität der Prozesse im Larynx und Pharynx bei der Diphtherie.

Die mikroskopische Untersuchung der erkrankten Stellen ergab, daß die der Schleimhaut noch fest anhaftenden Membranen aus starken Fibrinbalken bestanden, die von Bakterien durchsetzt waren und Vakuolen einschlossen, die zum Teil weiße Blutkörperchen enthielten.

Wie Nassiloff festgestellt hat, war da, wo die diphtheritische Membran noch in festem Zusammenhange mit dem unterliegenden Gewebe stand, das Fibrinnetz nicht nur auf der Epithelschicht, sondern auch in den obersten Schichten der Schleimhaut vorhanden.

Zwischen der Membran und der Schleimhaut fand ich öfter Haufen von Epithelien, die ihre Form mehr oder weniger verändert hatten, aber als solche unter den schon vorhandenen Eiterkörperchen deutlich kenntlich waren. Die Schleimhaut selbst war hochgradig hyperämisch und bis zu verschiedener Tiefe von weißen Blutkörperchen durchsetzt.

Der ganze pathologisch-anatomische Vorgang war also nur so zu erklären, daß anfangs unter dem schädigenden Einflusse der Bakterien eine Exsudation von Fibrin aus den Blutgefäßen der Schleimhaut stattfindet und dieses Fibrin zwischen den Epithelien hindurch und über dieselben hinaus sich auf die Oberfläche der Schleimhaut ergießt, wobei durch das Fibrin selbst ein inniger Zusammenhang mit den in den obersten Schichten der Schleimhaut liegenden, ebenfalls aus den Gefäßen stammenden Fibrinzügen vermittelt wird. Erst wenn der Austritt von weißen Blutkörperchen sich hinzugesellt und diese zwischen Schleimhaut und diphtheritischer Membran immer reichlicher werden, tritt — wahrscheinlich infolge der Lösung des in der Schleimhaut vorhandenen Fibrins durch die weißen Blutkörperchen — eine Abhebung und Abstoßung der Membran von der Schleimhaut ein. Da, wo der Zusammenhang zwischen beiden noch ein festerer ist, läßt sich bestimmt nachweisen, daß die Zahl der dazwischen getretenen weißen Blutkörperchen noch eine sehr geringe ist.

12 Jahre später erklärte Marchand (49): Die Pseudomembran bei der Diphtherie geht nicht aus einer fibrinoiden Umwandlung des Schleimhautgewebes hervor, sondern besteht aus fibrinösem Exsudat. Ebenso entsteht das im Gewebe auftretende Fibrin als Niederschlag aus der gerinnbaren, das Gewebe durchtränkenden Exsudatflüssigkeit unter dem Einflusse der allmählich in die Tiefe eindringenden toxischen Schädigung. Bei heftigeren Graden der Entzündung ist das Gewebe der Schleimhaut mehr oder weniger stark mit Fibrin durchsetzt.

Während bei solchen diffusen Erkrankungen, wie es die Pneumonie oder die Diphtherie sind, die Beziehung des Fibrins zum Austritt weißer Blutkörperchen nach dem Hinweis auf dieses Verhalten leicht demonstrierbar ist, läßt sich der gleiche Vorgang bei kleinen, z. B. pyämischen Herden durch eine an und für sich unbedeutende, jetzt durch die Fibrinfärbungsmethode überflüssige Vornahme erweisen. Ich habe diese schon vor Jahren zu Hilfe genommen (8). In einem Falle von pyämischer Nephritis mit kleinen, punktförmigen Herden wurden die nach kurzer Härtung der Präparate in doppelt chromsaurem Kali angefertigten Schnitte ausgepinselt. Es ergab sich, daß die, den kleinen weißen Blutkörperchen gleichenden Zellen dieser Herde in einem dichten Fibrinnetz lagen. In dem verbreiterten interstitiellen Gewebe der diesen Herden benachbarten Harnkanälchen lagen große, großkernige Zellen, die in ihrem Protoplasma vielfach Fetttröpfchen enthielten, aber keinen Uebergang zu den kleinen, in Fibrin eingebetteten Zellen zeigten. Ich erklärte, daß das Fibrinnetz ein beachtenswertes Zeichen dafür sei, daß die von ihm eingeschlossenen Zellen aus dem Blute stammen.

Aetiologie der parenchymatösen Entzündung.

Als Ursachen der parenchymatösen Entzündung sind in erster Reihe anorganische Gifte zu nennen: Arsenik, Chrom, Phosphor, Sublimat u. a. m. Sie haben zwar die Eigenschaft, die Parenchyme aller Organe, insbesondere der Leber, der Nieren, der Herz- und Rumpfmuskulatur, die Drüsen der Magen- und Darmschleimhaut zu reizen und zu schädigen, zeigen aber zu einzelnen Organen eine ganz besondere Affinität. Phosphor schädigt in überwiegendem Maße die Leberzellen, Sublimat die Epithelien der Harnkanälchen mit den Folgen entweder eines vollkommenen Unterganges oder einer Restitution bzw. Regeneration. Eine Beteiligung des interstitiellen Gewebes an der Erkrankung der Parenchyme kommt nicht vor, wenn eine einzelne größere Dosis der Gifte angewendet worden ist, wie es bei Vergiftungen von Menschen geschieht. Dagegen stellt sich bei experimenteller Wiederholung der Applikation z. B. maximaler Phosphordosen als Folgezustand eine Schwellung und Kernvermehrung der Zellen im interstitiellen Gewebe ein. Neubildung von Bindegewebe findet nicht statt.

Auch organische Gifte haben eine analoge Wirkung, z. B. giftige Pilze (18), Kantharidin (vgl. oben S. 27) u. a. m.

Ferner gehören zu den Giften, welche die Parenchyme überaus häufig angreifen, die Toxine von Bakterien. Gerade das Studium der parenchymatösen Entzündung weist uns auf die schon anderweitig anerkannten Differenzen zwischen der Wirkung der Bakterien selbst und der ihrer Toxine hin. Das läßt sich vornehmlich beim Diplococcus pneumoniae erweisen. Er kann als solcher in den verschiedensten Organen zur Vermehrung und Wirkung gelangen. Dann läßt sich auch seine Anwesenheit an Ort und Stelle leicht nachweisen. Außerdem aber kann er bei vorwiegender Aktion in einem einzelnen Organ, zumal in der Lunge bei kruppöser Pneumonie, zu schweren krankhaften Komplikationen in anderen Organen, z. B. im Herzmuskel oder in den Nieren führen ohne Vorhandensein in diesen Organen. Es kann sich also nur um die Wirkung seiner Stoffwechselprodukte handeln.

Nur mit Zugrundelegung einer solchen ursächlichen Bedingung ist es möglich, eine Erklärung dafür zu geben, daß eine während der Pneumonie auftretende, alle charakteristischen Symptome bietende parenchymatöse (tubuläre) Nephritis beim Eintritt der Krise mit einem Schlage schwindet (22, S. 143).

Im Anschluß hieran möge auch die Nephritis nach Erkältung Erwähnung finden. Zweifellos kommt dieses Leiden nach intensiven Abkühlungen, zumal wenn dieselben mit Durchnässungen der Körperbedeckungen zusammenhängen, vor. Aber ob dieser Umstand allein genügt, um die Krankheit auszulösen, darf füglich bezweifelt werden. Denn auch bei dem Auftreten einer Pneumonie ist damit nur ein freilich recht wichtiges Hilfsmoment gegeben. Ohne vorheriges Vorhandensein des Diplococcus pneumoniae im Blute (22, S. 45) aber kann die Krankheit nicht auftreten. Darum läßt sich vermuten, daß exogene (bakterielle) oder endogene Toxine vorhanden sein müssen, wenn eine Erkältung zur parenchymatösen Nephritis führen soll. Vielleicht führt die Störung der Hauttätigkeit selbst unter annoch unbekannten Umständen zur Entstehung solcher Toxine.

Als sekundäre sind diejenigen Formen von parenchymatöser Entzündung zu bezeichnen, welche durch Verhinderung des Abflusses der Sekrete parenchymatöser Organe auftreten. Als Typus derselben kann die oben (S. 31) geschilderte Nephritis nach Ureterunterbindung angesehen werden. Das Uebergreifen der Entzündung von den Epithelien, deren zellige Natur erhalten bleibt, auf das interstitielle Gewebe läßt sich hier Tag für Tag und Schritt für Schritt verfolgen. Die Untersuchung menschlicher Nieren, welche durch Harnstauung gelitten haben, führt zu gleichen Ergebnissen (12, S. 43).

Bezüglich der Veränderungen der Leberzellen infolge von Gallenstauung scheint von vornherein auf Grund anatomischer Untersuchungen die Vermutung gerechtfertigt zu sein, daß es sich nicht um entzündliche Veränderungen, sondern um rein trophische Störungen handelt. Denn in den meisten solcher Fälle erweist die Untersuchung einen vollständigen Untergang des Parenchyms. Aber wenn wir bedenken, daß beim Menschen trotz monatelanger Gallenstauung — gewöhnlich sind dann Gallensteine die Ursache — eine Wiederherstellung folgen kann, so dürfen wir auch annehmen, daß dem Untergange der Leberzelle lange Zeit ein Zustand derselben voraufgeht, der demjenigen der Nierenzelle nach Ureterunterbindung analog ist. Von diesem Zustande aus muß eine vollständige Wiederherstellung der Leberzelle stattfinden können; sonst wäre die Heilung ausgeschlossen. Wie anders als entzündlich könnte dieser Zustand bezeichnet werden?

Hierfür sprechen auch die experimentellen Untersuchungen von Charcot und Gambault (25). Sie haben festgestellt, daß nach Unterbindung des Ductus choledochus „die Leberzelle gradweise an Volumen abnimmt und unter Beibehaltung einer gewissen Quantität gekörnten Protoplasmas sich abplattet, um endlich durch eine kleine Zelle ersetzt zu werden, welche mit denen der Gallengangsepithelien identisch ist". Bisweilen fanden sie auch mitten im interstitiellen Gewebe einige als solche noch kenntliche Leberzellen.

Der Prozeß stimmt also mit dem bei atrophischer Leberzirrhose bis auf den endlichen vollständigen Untergang aller Leberzellen bei dauernder Obstruktion der Gallenwege überein. Auch bezüglich des Befundes von Leberzellen mitten im interstitiellen Gewebe; ein Beweis, daß auch hier von Bindegewebsneubildung keine Rede sein kann.

Aetiologie der exsudativen Entzündung.

Als Ursachen der exsudativen Entzündung sind anzusehen: Traumen im weitesten Umfange des Wortes. Dazu gehören: Verletzungen, Quetschungen, Verbrennungen, Erfrierungen, konzentrierte anorganische Gifte, Verstopfungen von Gefäßen durch Emboli mit oder ohne nachfolgende Nekrose u. a. m.

Ein ebenso großes Kontingent zu den exsudativen Prozessen stellen Bakterien, die sich in mehr oder weniger ausgebreiteten Herden lokalisieren. · Das gilt für die kleinsten Herde, z. B. bei Miliartuberkulose oder in den Nieren bei eitriger Zystitis und Pyelitis, in gleicher Weise wie für die ausgebreitetsten Herde, z. B. bei kruppöser Pneumonie. Hier stellt sich nach der Abhebung des Alveolarepithels durch die Einwirkung des Diplococcus pneumoniae die Exsudation ein.

Ein analoger Vorgang dürfte wohl den Exsudaten seröser Flächen zugrunde liegen. Die fibrinöse Exsudation auf der Pleura, die einen pneumonischen Lungenlappen überzieht, kann doch erst nach einer Schädigung des Pleuraepithels vor sich gehen.

Bisweilen kombinieren sich exsudative Prozesse in Form kleinster Herde mit der parenchymatösen Entzündung. Ich habe oben (S. 26) erwähnt, daß bei der Leberzirrhose Häufchen kleinster Rundzellen sich vorfinden, die bei

Hämalaun-Eosin-Anwendung eine intensiv dunkle Farbe annehmen, die sie von den übrigen zelligen Elementen scharf unterscheidet. Ebenso habe ich bei dem oben (S. 43) beschriebenen Falle von parenchymatös-interstitieller Nephritis vereinzelt liegende Häufchen von Rundzellen gefunden, die aus gleichen Gründen als weiße aus den Gefäßen ausgetretene Blutkörperchen angesehen werden konnten.

Eine Erklärung für dieses Auftreten vereinzelter Häufchen von Zellen, bei denen jede Beziehung zu den übrigen im interstitiellen Gewebe liegenden Zellen fehlte, bot mir ein anderer Fall von parenchymatös-interstitieller Nephritis (21). Bei diesem war, wie die dort beigegebenen Figuren (2, S. 7 und 15, S. 93) erweisen, um stark verdickte, hyalin degenerierte Gefäße das Gewebe nekrotisch und dieses von einer großen Zahl kleiner Rundzellen umgeben.

Ich schließe daraus, daß bei parenchymatös-interstitiellen Prozessen, die ohne Beteiligung weißer Blutkörperchen verlaufen, in der Umgebung kleinster nekrotischer Stellen eine Exsudation von Fibrin mit nachfolgendem Austritt weißer Blutkörperchen vor sich gehen kann. Diese Deutung dürfte wohl geeignet sein, zur Klärung des Sachverhaltes bei den verschiedenen Prozessen beizutragen.

Auf Grund aller hier mitgeteilten Beobachtungen über die Vorgänge bei der exsudativen Entzündung und über ihre Ursachen halte ich es für unmöglich, der Anschauung Cohnheim's beizupflichten, daß die Gefäßwände es sind, welche für die gesamten Vorgänge verantwortlich gemacht werden müssen, und daß die Gesamtsumme dieser Vorgänge unter dem Namen und dem Begriff der Entzündung zusammenzufassen ist. Ich teile die Ansicht von Metschnikoff (51), der Cohnheim's Froschversuchen, die eine primäre Gefäßerkrankung beweisen sollen, widerspricht und erklärt, „daß das Gewebe selbst erst Degenerationserscheinungen zeigt, die einen peripherischen Reiz ausüben, der dann eine entzündliche Reaktion herbeiführt. . . . . Wenn das irritierende Agens sich außerhalb der Gefäße befindet, ruft es die typische Entzündung hervor, die von Diapedese begleitet ist; wenn dasselbe Agens innerhalb der Gefäße wirkt, kämpfen die Leukozyten gegen die Mikroben im Blute selbst".

Schlußergebnis.

Zwei verschiedene Prozesse sind als entzündlich anzusehen: der parenchymatöse und der exsudative.

1. Die parenchymatöse Entzündung befällt Muskeln, Nerven und die mit spezifischen Funktionen ausgestatteten Organe. Von letzteren sind oben die wichtigsten, die Leber und die Nieren, eingehend in Betracht gezogen worden. Das gemeinsame Kriterium der Folgen der Entzündung ist bei allen diesen Organsystemen und Organen entweder ein dauernder Untergang, womit der der Untergang des Gesamtorganismus verknüpft sein kann (wie bei Leber- und Nierenentzündungen), oder eine vorübergehende Aufhebung ihrer Funktionen infolge des Unterganges derjenigen Bestandteile der betreffenden Zellen, die zur Ausübung der Funktionen erforderlich sind. Die Existenz der Zelle als solcher aber bleibt dann gewahrt. Sie kehrt nur in den protoplasmatischen Zustand zurück, der die Möglichkeit des Wiederaufbaues zur normal funktionierenden Zelle in sich trägt.

Welche Bestandteile der betreffenden Zellen die Träger der spezifischen Funktionen sind, das ist freilich anatomisch nur an den quergestreiften Muskeln und an den Nerven nachweisbar. Bei jenen schwinden die sarcous elements, welche die Grundlage der spezifischen Funktion, der Kontraktilität des Muskels sind. Es bleibt die protoplasmatische Muskelplatte mit vermehrten Kernen zurück. Kommt es zu vollständiger Regeneration, dann tritt in den hellen an die Muskelkerne sich anschließenden protoplasmatischen Spindeln die neue Querstreifung auf. — In den Nerven ist der Achsenzylinder Träger der spezifischen Funktionen. Infolge einer Entzündung kommt es zum Zerfall desselben und aus den Kernen der Schwann'schen Scheide geht als Ersatz für den Achsenzylinder eine neue Faser hervor, von der aber noch nicht sicher erwiesen sein dürfte, ob sie in allen Fällen die Funktionen des alten Achsenzylinders vollständig ersetzt. — Dagegen läßt sich bei den Zellen parenchymatöser Organe, wie der Leber oder der Nieren, mit unseren jetzigen Hilfsmitteln nicht so wie bei Muskeln und Nerven nachweisen, an welche Teile der Leberzellen oder der

Harnkanälchenepithelien die funktionelle Leistung geknüpft ist. Nur der Uebergang der mit dunklem Protoplasma versehenen Zellen in kleine kernhaltige Gebilde mit hellem schmalem Protoplasmarande ist leicht nachweisbar. Doch ist so viel sicher, daß auch sie in Wiederherstellungsfällen zu normal funktionierenden Zellen werden.

Die Schädlichkeit aber, welche eine Rückkehr der Parenchymzelle zum protoplasmatischen Zustand herbeiführt, braucht nicht einmal denjenigen ihrer Bestandteile direkt zu treffen, dem die spezifische Funktion zuzuschreiben ist. Der sicherste Beweis dafür ist durch die Tatsache gegeben, daß genau die gleichen entzündlichen Veränderungen der Muskeln, wie sie nach Durchschneidungen auftreten, im Anschluß an Nervenerkrankungen zustande kommen, wie bei dem oben (S. 15) erwähnten Falle von Spinalparalyse. Hier muß notwendigerweise erst die Endausbreitung des Nerven innerhalb der Muskelfaser zu Schaden gekommen sein. Wenn dann eine Muskelentzündung folgt, so kann dies doch nur auf eine Störung des Aggregatzustandes der Zelle oder, was dasselbe besagt, des Zusammenhanges der einzelnen funktionierenden Bestandteile der Zelle zurückgeführt werden.

Wir dürfen also sagen: Das Wesen der parenchymatösen Entzündung besteht in einer Störung des Aggregatzustandes des Zellorganismus, die zunächst zur Aufhebung seiner Funktionen führt und die Rückkehr zum protoplasmatischen Zustand zur Folge hat. Dieser bleibt die Grundlage der Restitution oder der Regeneration. Durch intensivere Einwirkung der entzündungserregenden Ursache aber geht der Zellorganismus gänzlich zugrunde.

Bei längerer Dauer der parenchymatösen Entzündung, zumal der Nieren, kommt es durch den Einfluß der veränderten Parenchymzellen zur Verbreiterung des interstitiellen Gewebes unter Schwellung und Kernvermehrung der daselbst vorhandenen Zellen, aber nicht zur Bindegewebsneubildung.

2. Die exsudative Entzündung trägt ihren Namen mit vollem Recht. Denn die Exsudation von Fibrin aus den Gefäßen ist die anatomische Grundlage dieser Entzündung. Freilich ist damit allein noch nicht die Entzündung gegeben. Dazu gehört außerdem

das Herausgelangen weißer Blutkörperchen aus den Gefäßen. Aber letzteres kann nicht geschehen, wenn ersteres nicht voraufgegangen ist. Die Exsudation von Fibrin ist die Grundbedingung des ganzen Prozesses.

Diese Tatsache ließ sich schon aus den oben (S. 13 u. 46) mitgeteilten Ergebnissen von Muskeldurchschneidungen erschließen. In den ersten Stunden findet sich fast nur reines Fibrin in dem zwischen den Muskelrändern vorhandenen Spalt. Erst allmählich gelangen weiße Blutkörperchen in das Fibrin.

Ebenso überzeugend sind die Vorgänge bei der kruppösen Pneumonie. Die Phase der Fibrinexsudation ist durch das intermediäre Stadium der Blutung (rote Hepatisation) von dem Austritt weißer Blutkörperchen (graue Hepatisation) getrennt.

Das Gleiche gilt von der Diphtherie. Hier überflutet das aus den Gefäßen austretende Fibrin das Schleimhautepithel und schließt es an vielen Stellen ein. Die nachträglich austretenden weißen Blutkörperchen ermöglichen die Ablösung des auch die obersten Schichten der Schleimhaut durchsetzenden Fibrins und die Abhebung der Diphtheriemembran.

In Fällen, wo es bei Wunden oder bei der Abgrenzung und Abstoßung abgestorbener Massen zur Neubildung von Bindegewebe kommt, sind nicht die anfangs austretenden kleinen weißen Blutkörperchen die Generatoren des Bindegewebes, sondern die später hinzukommenden größeren neutrophilen Myelozyten. Erstere sind nur bei größerer Ansammlung die Eiterbildner.

Literaturverzeichnis.

1) Ackermann, Ueber hypertrophische und atrophische Leberzirrhose. Virchow's Archiv. 1880. Bd. 80. S. 396. — 2) Derselbe, Tageblatt der 57. Naturforscher-Versammlung zu Magdeburg 1884. — 3) Derselbe, Die Histogenese und Histologie der Leberzirrhose. Virchow's Archiv. 1889. Bd. 115. S. 216. — 4) Derselbe, Tageblatt der Naturforscherversammlung zu Leipzig 1872. S. 223. — 5) Aschoff, Pathologische Anatomie. 2. Aufl. 1911. Bd. 2. — 6) Aufrecht, Ueber die Genese des Bindegewebes nebst Bemerkungen über die Neubildung quergestreifter Muskelfasern und die Heilung per primam

intentionem. Virchow's Archiv. 1868. Bd. 44. S. 180. — 7) Derselbe, Die Ergebnisse eines Falles von subakuter Spinalparalyse insbesondere für die Lehre von der Muskel- und Nervenregeneration. Deutsches Archiv f. klin. Medizin. 1878. Bd. 22. S. 33. — 8) Derselbe, Ueber die Herkunft der Zellen bei der diffusen interstitiellen Leber- und Nierenentzündung. Zentralbl. f. d. med. Wissenschaften. 1878. Nr. 35. S. 625. — 9) Derselbe, Die diffuse Leberentzündung nach Phosphor. Deutsches Archiv f. klin. Medizin. 1879. Bd. 23. S. 331. — 10) Derselbe, Experimentelle Leberzirrhose nach Phosphor. Ebenda. 1897. Bd. 58. S. 302. — 11) Derselbe, Die Entstehung der fibrinösen Harnzylinder und die parenchymatöse Entzündung. Zentralbl. f. d. med. Wissenschaften. 1878. Nr. 19. — 12) Derselbe, Die diffuse Nephritis und die Entzündung im allgemeinen. Berlin 1879. Reimer. — 13) Derselbe, Pathologische Mitteilungen. 1. Heft. Magdeburg 1881. 2. Heft. 1883. 3. Heft. 1886. — 14) Derselbe, Zum Nachweis zweier Nephritisarten. Deutsches Archiv f. klin. Medizin. 1894. Bd. 53. S. 531. — 15) Derselbe, Croup und Diphtheritis. Tageblatt der 57. Naturforscherversammlung zu Magdeburg 1884. S. 331. — 15a) Derselbe, Zur Kenntnis der Koagulationsnekrose. Zentralbl. f. klin. Medizin. 1895. Nr. 10. — 16) Derselbe, Leberatrophie durch Drüsenkompression. Eulenburg's Realenzyklopädie. 3. Aufl. 1897. Bd. 13. S. 339. — 17) Derselbe, Leberzirrhose. Ebenda. S. 347. — 18) Derselbe, Die Wirkung des Knollenblätterschwammes. Deutsches Archiv f. klin. Medizin. 1916. Bd. 118. S. 495. — 19) Derselbe, Das Wesen der Erkältung. Ebenda. 1915. Bd. 117. S. 602. 1916. Bd. 119. S. 270. — 20) Derselbe, Ueber Erkältung. Zeitschr. f. ärztl. Fortbildung. 1917. Nr. 21. — 21) Derselbe, Zur Pathologie und Therapie der diffusen Nephritiden. Berlin 1918. Hirschwald. — 22) Derselbe, Die Lungenentzündungen. Ortner's (früher Nothnagel) spez. Path. u. Ther. 2. Aufl. Wien und Leipzig 1919. — 23) Beer, Die Bindesubstanz der menschlichen Niere im gesunden und krankhaften Zustande. Berlin 1859. — 24) Beyer, Ottomar, Ueber den Ursprung der sogenannten Fibrinzylinder des Urins. Archiv f. Heilkunde. 1868. Jahrg. 9. S. 136. — 25) Charcot et Gombault, Notes sur les altérations du foie consécutives à la ligature du canal choledoque. Arch. de phys. 1876. 2ème Série. III. p. 272. — 26) Cohnheim, Ueber Entzündung. Virchow's Archiv. 1867. Bd. 40. S. 1. — 27) Derselbe, Allgem. Pathologie. 2. Aufl. 1882. — 28) Cornil, Nouvelles observations histologiques sur l'état des cellules du rein dans l'albuminurie. Journal de l'anatomie. 1879. p. 442. Comptes rendus 1880. — 29) Dinkler, Die Bindegewebs- und Gallengangsneubildung in der Leber bei chronischer Phosphorvergiftung und sog. akuter Leberatrophie. Diss. Halle 1887. — 30) Ehrlich, Die Anämie. Nothnagel's Handbuch. Bd. 8. Wien 1901. — 30a) Eisenlohr, Zur Entwicklung der Schrumpfniere aus akuter Nephritis. Deutsche medizin. Wochenschr. 1892. Nr. 32. S. 723. — 31) Grawitz, Ueber die schlummernden Zellen des Bindegewebes und ihr Verhalten bei progressiven Ernährungsstörungen. Virchow's Archiv. 1892. Bd. 127. S. 96. — 32) Derselbe, Ueber die Umbildung von Grundsubstanz zu Zellen. Deutsche med.

Wochenschr. 1892. Nr. 31. S. 712. — 33) Derselbe, Verhandlungen des 10. internat. Kongresses zu Berlin. 1890. Bd. 2. — 34) Hallmann, De cirrhosi hepatis. Dissert. Berlin 1839. — 35) Heineke, Veränderungen der menschlichen Niere nach Sublimatvergiftung. Ziegler's Beitr. 1909. Bd. 45. S. 197. — 36) Hering, Stricker's Handbuch der Gewebelehre. Leipzig 1871. S. 429. — 37) v. Kahlden, Die Aetiologie und Genese der akuten Nephritis. Ziegler's Beiträge. 1892. Bd. 11. S. 448. — 38) Kelsch, Revue critique et récherches anatomo-pathologiques sur la maladie de Bright. Arch. de phys. 1874. 2ème Série. Tome I. p. 722. — 39) Key, Axel, Med. Arch. Stockholm 1863. S. 1. — 40) Klebs, Handbuch der patholog. Anatomie. 1876. — 41) Derselbe, Die allgemeine Pathologie. Jena 1889. Teil 2. S. 364. — 42) Kremianski, Experimentale Untersuchungen über die Entstehung und Umwandlung histologischer Entzündungsprodukte. Wiener med. Wochenschr. 1868. Sep.-Abdr. — 43) Krönig, Die Genese der chronischen Phosphorhepatitis. Virchow's Archiv. 1887. Bd. 110. Sep.-Abdr. — 44) Liebermeister, Beiträge zur pathologischen Anatomie und Klinik der Leberkrankheiten. Tübingen 1864. — 45) Derselbe, Zur Pathogenese des Ikterus. Deutsche med. Wochenschr. 1893. Nr. 16. — 46) Lubarsch, Ueber die Natur und Entstehung der Nierenzylinder. Zentralbl. f. path. Anat. u. allg. Path. 1893. Bd. 4. S. 209. — 47) Derselbe, in Aschoff's path. Anatomie. 1913. Bd. 2. — 48) Marchand, Verhandl. d. 10. internat. Kongr. zu Berlin. 1890. Bd. 2. — 49) Derselbe, Zur Kenntnis der fibrinösen Exsudation bei Entzündungen. Virchow's Archiv. 1896. Bd. 45. S. 279. — 50) Derselbe, Der Prozeß der Wundheilung. Deutsche Chirurgie. 1901. Bd. 16. — 51) Metschnikoff, Leçons sur la pathologie comparée de l'inflammation. Paris 1892. — 52) Derselbe, Biolog. Zentralbl. 1883. S. 564. — 53) Oertel, Experimentelle Untersuchungen über Diphtherie. Deutsches Archiv f. klin. Med. Bd. 8. S. 292. — 54) Oswald, Die Entzündung als kolloidchemisches Problem. Zentralbl. f. allg. Pathol. 1911. Bd. 22. S. 193. — 55) Derselbe, Ueber den Chemismus der Entzündung. Zeitschr. f. exp. Path. u. Ther. 1911. Bd. 8. S. 227. — 56) Ribbert, Nephritis und Albuminurie. Bonn 1881. — 57) Derselbe, Die Bedeutung der Entzündung. Bonn 1905. — 58) Rosenstein, Die Pathologie und Therapie der Nierenkrankheiten. 2. Aufl. Berlin 1870. — 59) Derselbe, Die hypertrophische Zirrhose der Leber. Berliner klin. Wochenschr. 1890. Nr. 38. S. 861. — 60) Derselbe, Ueber chronische Leberentzündung. Verhandl. d. 9. Kongr. f. innere Med. Wiesbaden 1892. S. 65. — 61) Rovida, Ueber das Wesen der Harnzylinder. Moleschott's Untersuchungen zur Naturlehre des Menschen und der Tiere. 1876. Bd. 11. S. 1 u. 182. — 62) Schridde, Studien und Fragen zur Entzündungslehre. Jena 1910. — 63) Strauß et Germont, Des lésions histologiques des reins chez le cobaye à la suite de la ligature de l'uretère. Arch. de phys. 1882. II. Série. T. IX. p. 386. — 64) Thorel, Pathologisch-anatomische Beobachtungen über Heilungsvorgänge bei Nephritis. Deutsches Archiv f. klin. Med. Bd. 77. S. 29, 395 u. 479. — 65) Todd, Abstract of a clinical lecture on the chronic contraction of the liver (cirrhose) and on the chronic enlargment of that organ. Med. times and gazette. New series. XV. 1857. Dec. 5. p. 571. — 66) Traube, Zur Lehre von den Nierenkrankheiten. Allg. med. Zentralzeitung. 1858. Nr. 65. 1859. Nr. 1, 7, 8. Deutsche Klinik. 1863. 13., 17. Jan. Gesammelte Beitr. z. Pathol. u. Physiol. 1871. Bd. 2. S. 1026. — 67) Verhoeve, Ueber das Entstehen der sogenannten Fibrinzylinder. Virchow's Archiv. 1880. Bd. 80. S. 247. — 68) Virchow, Ueber parenchymatöse Entzündung. Arch. f. path. Anat. Bd. 4. S. 261. — 69) Derselbe, Handbuch der speziellen Pathologie. Erlangen 1854. Bd. 1. — 70) Derselbe, Die Zellularpathologie. 4. Aufl. Berlin 1871. — 71) Wagner, Zur Kenntnis der Phosphorvergiftung. Archiv d. Heilkunde. 1862. Bd. 3. S. 359. — 72) Derselbe, Die granulierte Induration der Leber. Archiv d. Heilkunde. 1862. Bd. 3. S. 459. — 73) Derselbe, Beiträge zur pathologischen Anatomie der Leber. Deutsches Archiv f. klin. Med. 1884. Bd. 34. S. 520. — 74) Waldeyer, Ueber die Veränderungen der quergestreiften Muskeln bei der Entzündung und dem Typhusprozeß, sowie über die Regeneration derselben nach Substanzdefekten. Virchow's Archiv. 1865. Bd. 24. S. 473. — 75) Wallerstein, Experimentelle Untersuchungen über die Entstehung der Harnzylinder. Zeitschr. f. klin. Med. 1906. Bd. 58. S. 296. — 76) Wegner, Der Einfluß des Phosphors auf den Organismus. Virchow's Archiv. 1872. Bd. 60. S. 11. — 77) Weigert, Die Bright'sche Nierenkrankheit vom pathologisch-anatomischen Standpunkt. Volkmann's Samml. klin. Vortr. 1879. Nr. 162/163. — 78) Ziegler, Experimentelle Untersuchungen über die Herkunft der Tuberkelelemente. Würzburg 1875. — 79) Derselbe, Untersuchungen über pathologische Bindegewebs- und Gefäßneubildung. Würzburg 1876. — 80) Derselbe, Ueber die Beteiligung der Leukozyten an der Gewebsneubildung. Verhandl. d. 10. internat. med. Kongr. zu Berlin. 1890. Bd. 2. S. 1. — 81) Ziegler und Obolonski, Experimentelle Untersuchungen über die Wirkung des Arseniks und des Phosphors auf die Leber und die Nieren. Ziegler's Beitr. 1888. Bd. 2. S. 329.

Druck von L. Schumacher in Berlin N. 4.